INSIDE YOU

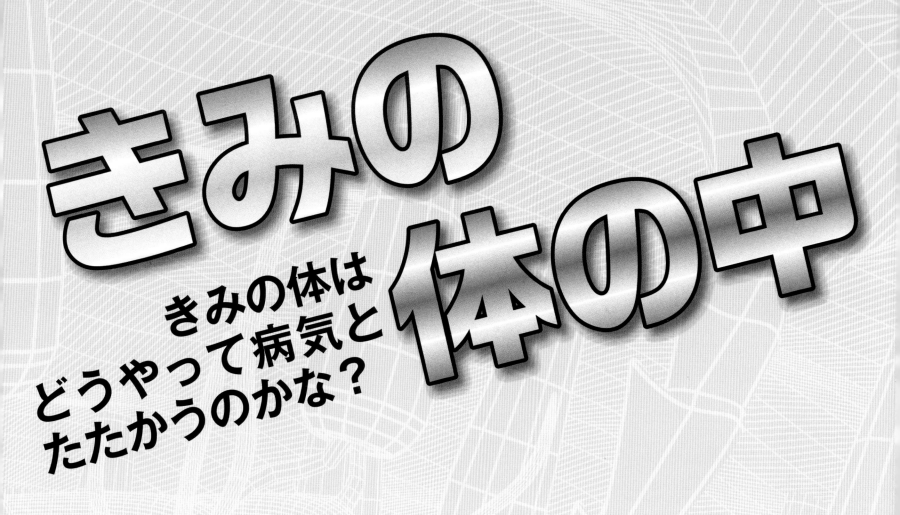

きみの体の中

きみの体は
どうやって病気と
たたかうのかな？

著
リチャード・ウォーカー

翻訳
岩田健太郎

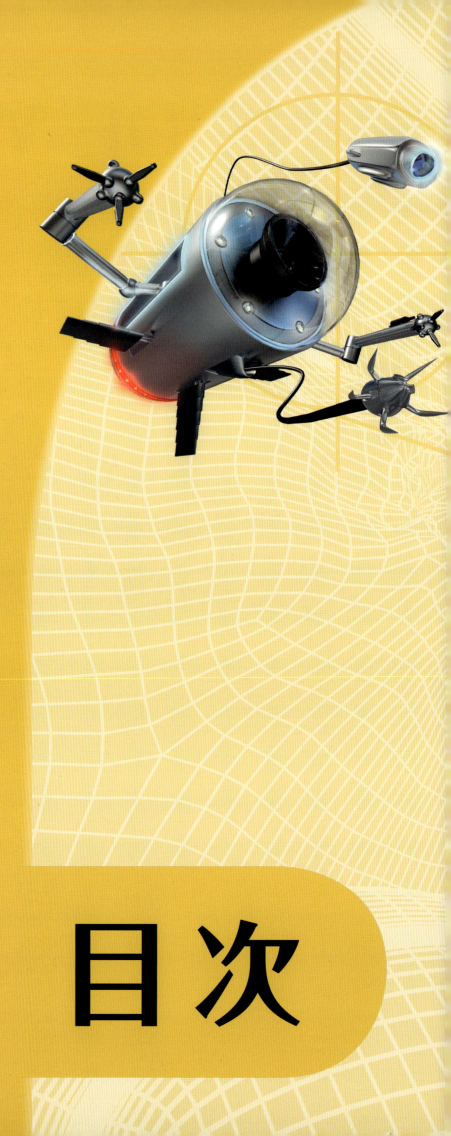

DK

London, New York, Munich,
Paris, Melbourne, Delhi

Original Title: Inside You
Copyright © Dorling Kindersley Limited, 2007
A Penguin Random House Company

Japanese translation rights arranged with
Dorling Kindersley Limited, London
through Tuttle-Mori Agency, Inc., Tokyo
For sale in Japanese territory only.

Printed and bound in Malaysia.

A WORLD OF IDEAS:
SEE ALL THERE IS TO KNOW

www.dk.com

きみの体の中（INSIDE YOU）
―きみの体はどうやって
病気とたたかうのかな？
2016年1月1日発行　第1版第1刷Ⓒ

著　者　リチャード・ウォーカー
翻訳者　岩田 健太郎
発行者　長谷川 素美
発行所　株式会社保育社
　　　　〒532-0003
　　　　大阪市淀川区宮原3-4-30
　　　　ニッセイ新大阪ビル16F
　　　　TEL 06-6398-5151
　　　　FAX 06-6398-5157
　　　　http://www.hoikusha.co.jp/

企画制作　株式会社メディカ出版
　　　　　TEL 06-6398-5048（編集）
　　　　　http://www.medica.co.jp/

編集担当　江頭崇雄
日本語装幀　市川 竜
印刷・製本　Tien Wah Press

本書の内容を無断で複製・複写・放送・データ配信などをすることは、著作権法上の例外をのぞき、著作権侵害になります。

ISBN978-4-586-08549-1　Printed and bound in Malaysia
NDC491　72P　35cm×26cm

目次

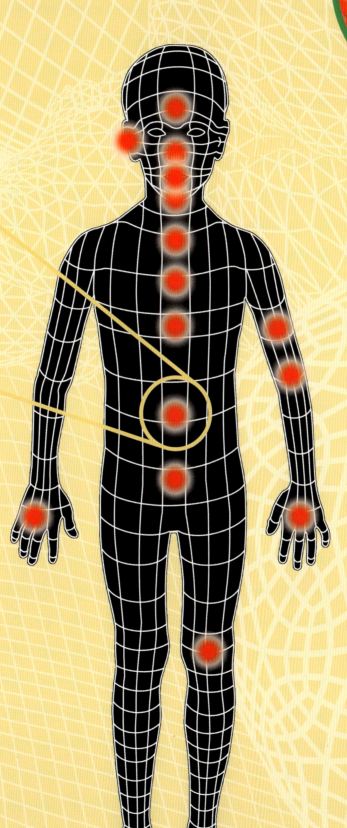

4-5　訳者のことば・はじめに

6-7　これがナノカムだ

8-11　くしゃみ

12-13　トイレ

14-15　コラム：骨の防御

16-19　ニキビ

20-21　歯みがき

22-25　キズ（傷）

26-27　汗をかく

28-29　コラム：体につく虫

30-33　反射行動

34-37　ハチの一刺し

38-39　日焼け

40-41　コラム：病原体・寄生生物

42-43　耳に侵入する

44-47　アドレナリン

48-51　喘息

52-53　コラム：外側の防御

54-57　窒息

58-59　まずっ！

60-61　嘔吐

62-63　眠る

64-65　コラム：戦いは続く

66-71　用語集

72　さくいん

訳者のことば

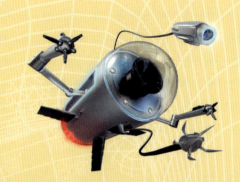

体って本当によくできてますよね。でも、あんまりフツウに使っているもんだから、なにがすごくて、どうしてよくできているのかはあんまり分からないんじゃないでしょうか。そういうこと、考えたこともないんじゃないでしょうか。せきをするとき、同時に口が開くなんてすごいことじゃないですか。耳が聞こえるってびっくりじゃないですか。熱いものを触ると手が自動的にひっこむなんてすばらしいことじゃないですか。もしそうなってなければ、大変じゃないですか。

こういう「もし」をたくさん感じてみてください。この本を読むと、みんながふだん当たり前のようにやってることが、ぜんぜん当たり前じゃないってことが分かります。ぼくらの体はとってもよくできてます。ぼくらはみんな、スーパーマンです。自分の体が、とても大好きになりますよ。ほんと。

Dr. 岩田健太郎
(神戸大学大学院医学研究科 微生物感染症学講座 感染治療学分野 教授)

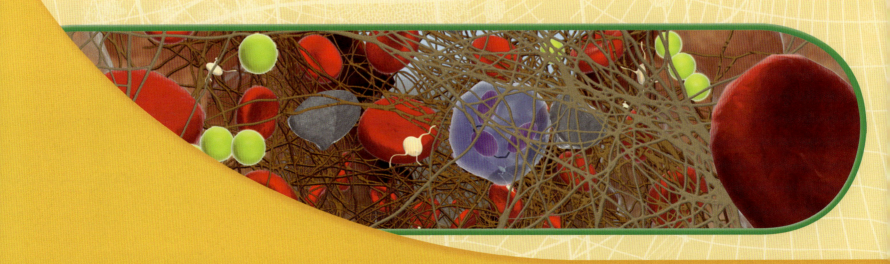

はじめに

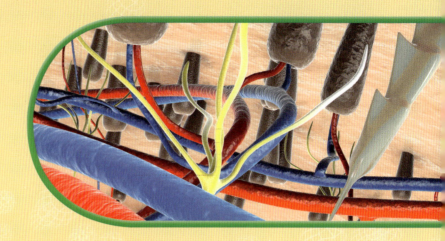

　この本は本当にすごいんだけど、きみがページをめくっている間もきみの体の中、そしてその周りでもミクロの戦いは起きているんだ。それが起きていることすら、きみは気づいていないんだよね。

　何百万年もの時間をかけて人の体は進化していき、何千という危険から自分たちの体を守る方法を作っていった。ときには、戦いに勝つのが大変なときもある。そんなときはお医者さんがやってきて体を守るお手伝いをしてくれる。普通は薬を使うんだけどね。でも、そういうことは、まあ、めったにないんだ。常日ごろからぼくたちの体は安全で健康でいるために忙しくしていることを考えると、めったにないことだといってもいいだろう。

　病院でぼくが仕事をするときも、人の体の自然治癒力を頼りにしている。例えば、腕を骨折した患者さんがいるとする。ぼくが何をするかというと、折れた骨をギプスや吊り包帯で動かないようにして、自分の力で折れた骨が治るのを手伝うんだ。骨折を治すことそのものについては、ぼくはなんにもしてやしない。

　この本は本当にワクワクする本だよ。きみの体が毎日がんばっているのを、ちょっとだけ見せてあげよう。ナノカムを使って細胞レベルで起きているビックリな出来事を詳しく教えてあげよう。

　ぼくがきみたちのような子供だったころ、体について本を読んだことを思い出すよ。この本に比べれば全然いけてない本だったな。でも、そのときの読書体験がぼくの中に種を植え付けて、医者になろうという気にさせたんだ、たぶん。この本を読んだからといって、きみが医者になる必要はないよ。でも、人の体がきみが思っていたよりもずっと素晴らしく、そして賢いことは分かるんじゃないかな。賭けてもいいよ。

Dr. マーク・ハミルトン

これがナノカムだ

むちゃくちゃ小さなハイテク探検家、「ナノカム」だ。未来にはこういうものができているだろうね。

ナノカムはあちこちパトロールするんだ。体の中の戦場、その最前線で何が起きているのか、最新のニュースを教えてくれる。熱い血の流れの中を泳いだり、ばい菌いっぱいのくしゃみ一発の瞬間を写真にとったり……。ナノカムはどこにでも行き、たった今起きている悲惨な問題をデータにして読みあげる。カメラや最新のハイテク道具いっぱいのナノカム。どんな探検もナノカムにはお茶の子さいさいなんだ。

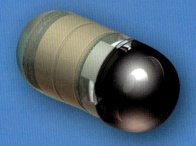

カプセル胃カメラ
ナノカムは今のテクノロジーをもとに考えられたものだ。カプセル胃カメラは薬のカプセルみたいに飲み込んで、腸を通り抜け、その間写真を撮る現在のテクノロジーなんだ。

リモートカメラ
メインカメラが届かないところにでも入り込むぞ。

メインカメラ
レンズ、オートフォーカス、露出（シャッターを開いて光をフィルムに当てること）。みんな透明なドームで守られているんだ。

レーザー
高エネルギービームを出して、体の入り込みづらいところにも穴をあける。

ナノカムの外側

外側はピカピカでコンパクト、流線型の形をしている。ナノカムは体のどこにだって飛んで行くことができる。なめらかなボディは消化酵素なんかの体液にも負けない。お腹ペコペコの白血球はアブナイ侵入者を探して食べてしまうんだけど、ナノカムはそんなややこしい白血球にも気づかれないようにできているんだ。

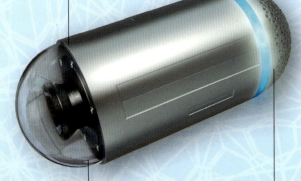

なめらかなコーティング
ナノカムを守ってくれ、体の中をスイスイと動けるのはコーティングのおかげだ。

緊急インジケーター
いつもは青いんだけど、体が攻撃されると赤くなるぞ。

自分で磨くレンズ
細胞やゴミを拭きとって、カメラからの映像はいつもクッキリ。

金属製プロペラカバー
小さい穴が開いていて、プロペラがナノカムを前に押し出すんだ。

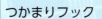

つかまりフック
液体の流れが速すぎてナノカムが流されてしまわないように、錨の役目を果たすぞ。

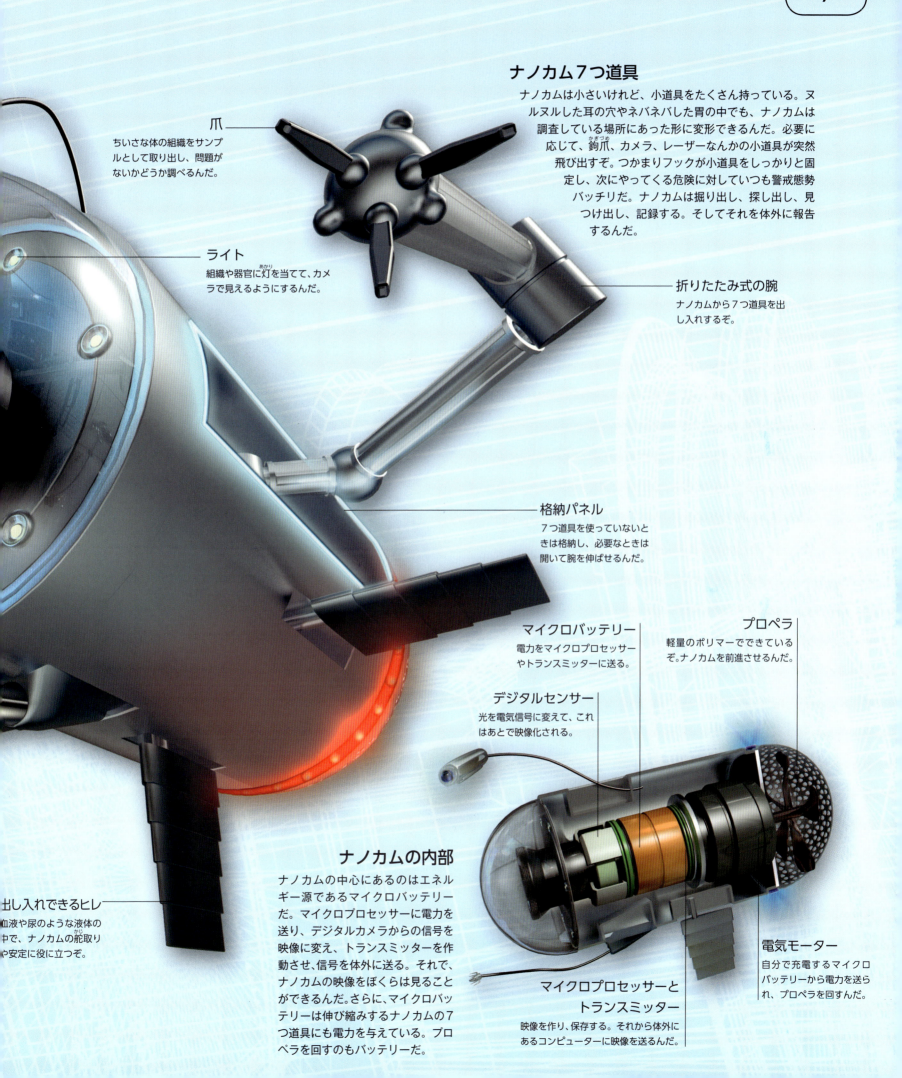

ナノカム7つ道具

ナノカムは小さいけれど、小道具をたくさん持っている。ヌルヌルした耳の穴やネバネバした胃の中でも、ナノカムは調査している場所にあった形に変形できるんだ。必要に応じて、鉤爪、カメラ、レーザーなんかの小道具が突然飛び出すぞ。つかまりフックが小道具をしっかりと固定し、次にやってくる危険に対していつも警戒態勢バッチリだ。ナノカムは掘り出し、探し出し、見つけ出し、記録する。そしてそれを体外に報告するんだ。

爪 — ちいさな体の組織をサンプルとして取り出し、問題がないかどうか調べるんだ。

ライト — 組織や器官に灯を当てて、カメラで見えるようにするんだ。

折りたたみ式の腕 — ナノカムから7つ道具を出し入れするぞ。

格納パネル — 7つ道具を使っていないときは格納し、必要なときは開いて腕を伸ばせるんだ。

マイクロバッテリー — 電力をマイクロプロセッサーやトランスミッターに送る。

プロペラ — 軽量のポリマーでできているぞ。ナノカムを前進させるんだ。

デジタルセンサー — 光を電気信号に変えて、これはあとで映像化される。

出し入れできるヒレ — 血液や尿のような液体の中で、ナノカムの舵取りや安定に役に立つぞ。

ナノカムの内部

ナノカムの中心にあるのはエネルギー源であるマイクロバッテリーだ。マイクロプロセッサーに電力を送り、デジタルカメラからの信号を映像に変え、トランスミッターを作動させ、信号を体外に送る。それで、ナノカムの映像をぼくらは見ることができるんだ。さらに、マイクロバッテリーは伸び縮みするナノカムの7つ道具にも電力を与えている。プロペラを回すのもバッテリーだ。

マイクロプロセッサーとトランスミッター — 映像を作り、保存する。それから体外にあるコンピューターに映像を送るんだ。

電気モーター — 自分で充電するマイクロバッテリーから電力を送られ、プロペラを回すんだ。

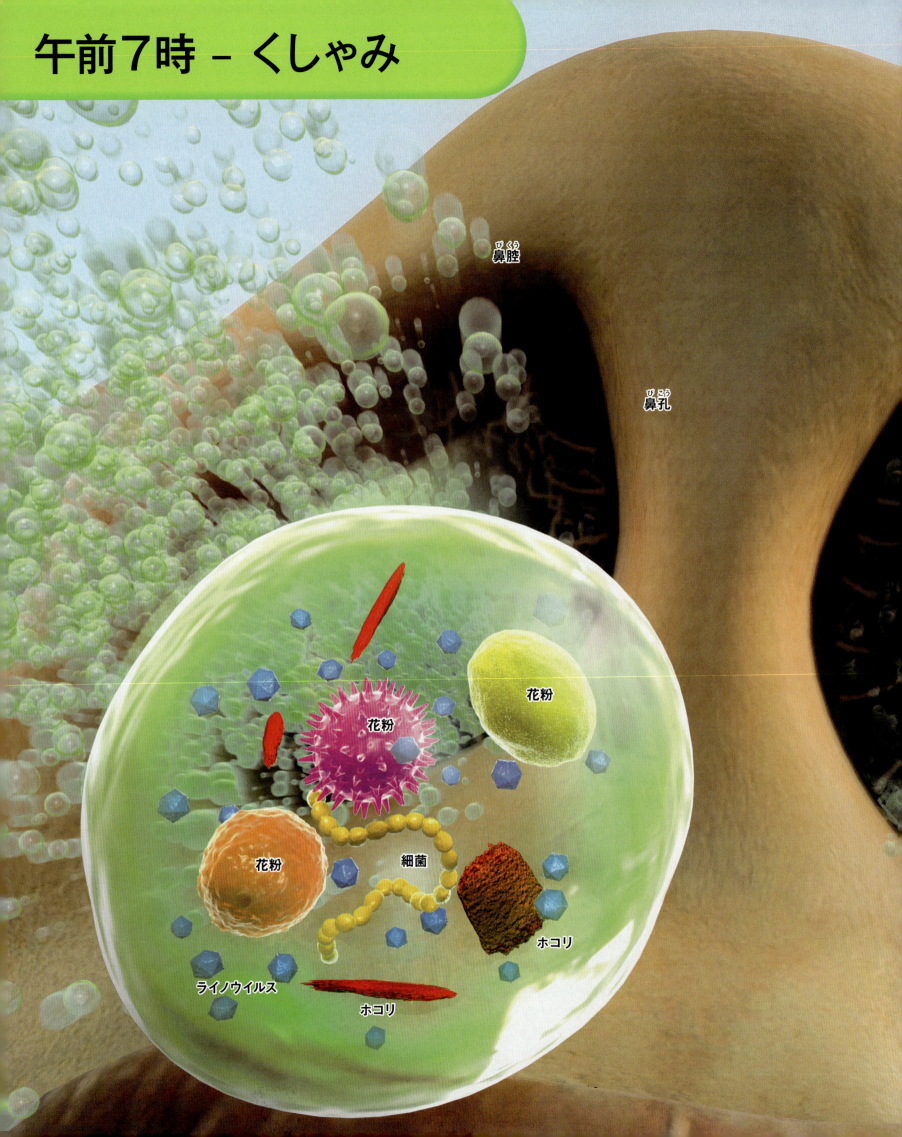

午前7時 – くしゃみ

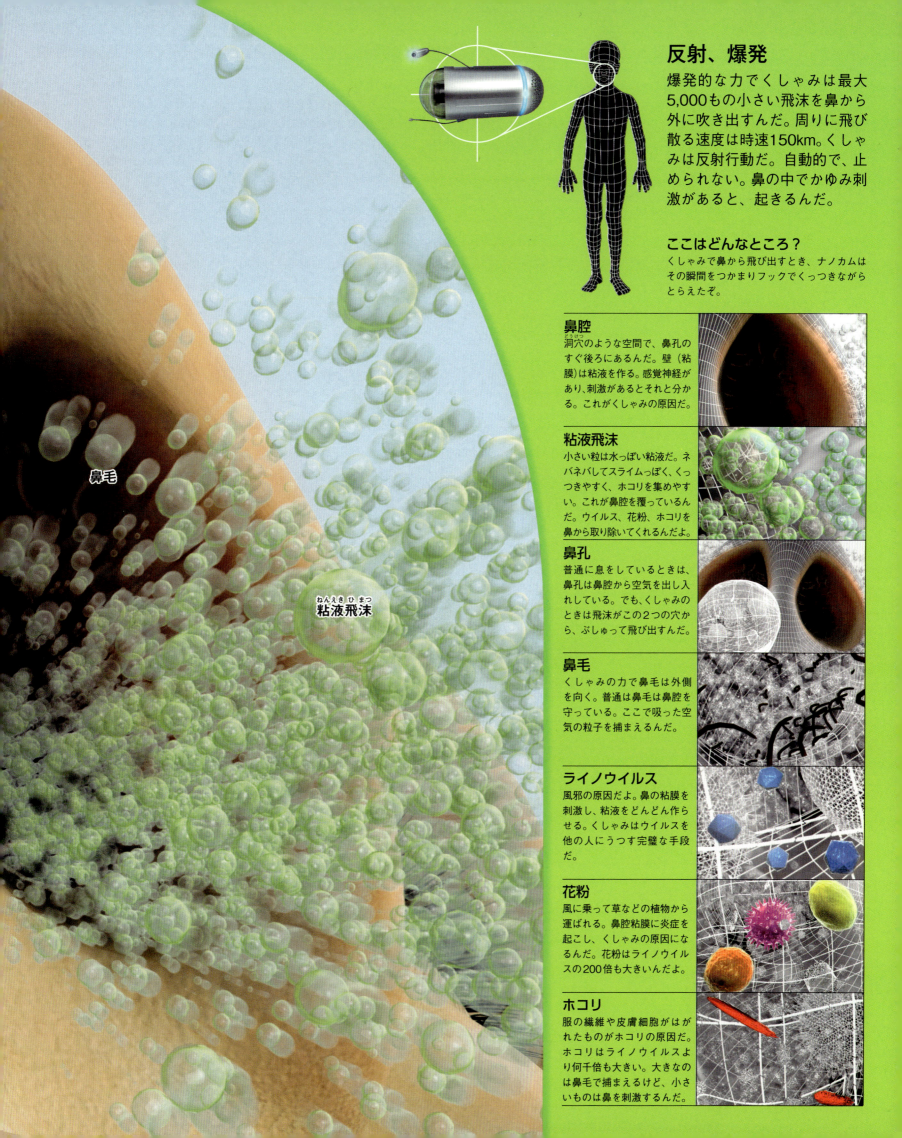

反射、爆発

爆発的な力でくしゃみは最大5,000もの小さい飛沫を鼻から外に吹き出すんだ。周りに飛び散る速度は時速150km。くしゃみは反射行動だ。自動的で、止められない。鼻の中でかゆみ刺激があると、起きるんだ。

ここはどんなところ？

くしゃみで鼻から飛び出すとき、ナノカムはその瞬間をつかまりフックでくっつきながらとらえたぞ。

鼻腔

洞穴のような空間で、鼻孔のすぐ後ろにあるんだ。壁（粘膜）は粘液を作る。感覚神経があり、刺激があるとそれと分かる。これがくしゃみの原因だ。

粘液飛沫

小さい粒は水っぽい粘液だ。ネバネバしてスライムっぽく、くっつきやすく、ホコリを集めやすい。これが鼻腔を覆っているんだ。ウイルス、花粉、ホコリを鼻から取り除いてくれるんだよ。

鼻孔

普通に息をしているときは、鼻孔は鼻腔から空気を出し入れしている。でも、くしゃみのときは飛沫がこの2つの穴から、ぶしゅって飛び出すんだ。

鼻毛

くしゃみの力で鼻毛は外側を向く。普通は鼻毛は鼻腔を守っている。ここで吸った空気の粒子を捕まえるんだ。

ライノウイルス

風邪の原因だよ。鼻の粘膜を刺激し、粘液をどんどん作らせる。くしゃみはウイルスを他の人にうつす完璧な手段だ。

花粉

風に乗って草などの植物から運ばれる。鼻腔粘膜に炎症を起こし、くしゃみの原因になるんだ。花粉はライノウイルスの200倍も大きいんだよ。

ホコリ

服の繊維や皮膚細胞がはがれたものがホコリの原因だ。ホコリはライノウイルスより何千倍も大きい。大きなのは鼻毛で捕まえるけど、小さいものは鼻を刺激するんだ。

ナノカム・レポート：くしゃみ

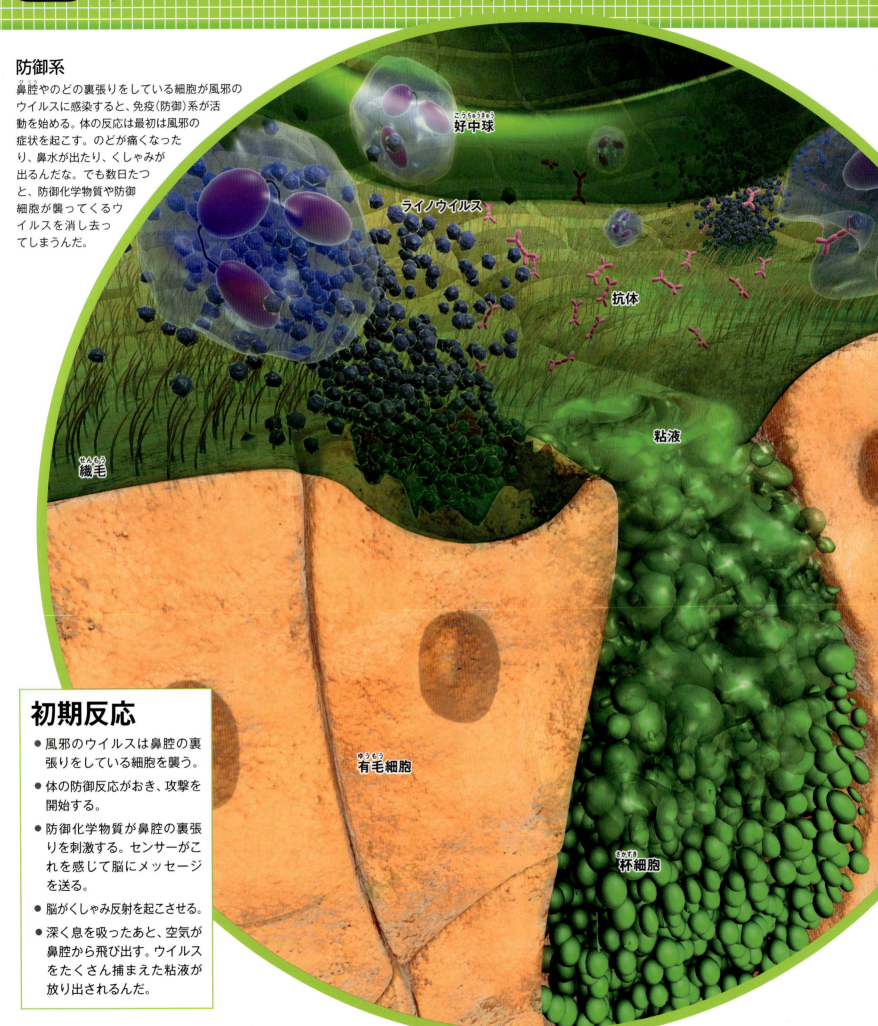

防御系
鼻腔やのどの裏張りをしている細胞が風邪のウイルスに感染すると、免疫（防御）系が活動を始める。体の反応は最初は風邪の症状を起こす。のどが痛くなったり、鼻水が出たり、くしゃみが出るんだな。でも数日たつと、防御化学物質や防御細胞が襲ってくるウイルスを消し去ってしまうんだ。

初期反応
- 風邪のウイルスは鼻腔の裏張りをしている細胞を襲う。
- 体の防御反応がおき、攻撃を開始する。
- 防御化学物質が鼻腔の裏張りを刺激する。センサーがこれを感じて脳にメッセージを送る。
- 脳がくしゃみ反射を起こさせる。
- 深く息を吸ったあと、空気が鼻腔から飛び出す。ウイルスをたくさん捕まえた粘液が放り出されるんだ。

好中球
ライノウイルス
抗体
粘液
繊毛
有毛細胞
杯細胞

データ・サーチ

- 風邪は200以上あるウイルスが原因だ。
- 秋とか冬に多い。寒くなると家の中で過ごすことが多くなり、風邪のウイルスが広がりやすくなるからだ。
- 1981年1月から1983年9月まで、イギリスの女生徒、ダナ・グリフィスは最低5分に1回、978日もくしゃみを続けて新記録を作った。最初の年だけでダナは100万回以上もくしゃみしたんだ。
- くしゃみを起こすのは鼻がかゆくなるからだけじゃない。20パーセントの人は、急に明るい光を当てるとくしゃみする。光くしゃみ反射っていうんだけど、親から遺伝するんだって。
- 目を開けたままくしゃみすると、目玉が飛び出すと信じている人もいるよ。これはまったくデタラメだ。くしゃみをするとき目を開けておくのはほとんど不可能だよ。自動的に閉じてしまうんだ。

1》
ウイルス 有毛細胞に取り付くちっちゃなやつで、そのまま細胞に入り込む。

繊毛 髪の毛みたいな形をしていて、有毛細胞の表面をおおうんだ。

ウイルスの暴動
風邪をおこすライノウイルスの入った飛沫（水しぶき）が息を吸うとき鼻腔に入り込む。鼻腔は有毛細胞で裏張りされている。有毛細胞は表面に繊毛があるのが特徴だ。ここにライノウイルスが狙いをつけ、入り込む。ウイルスは自分を増やすのに細胞に入り込まねばならないんだ。中に入ると、ウイルスは細胞の化学メカニズムを乗っ取り、自分をコピーしてどんどん増えていくんだ。

2》
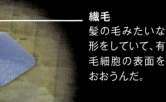

ライノウイルス 何百何千というライノウイルスが有毛細胞から飛び出すぞ。

新しいウイルス、飛び出す
感染した有毛細胞はパカっと口を開いてたくさんの新しくできたウイルスを撒き散らすぞ。近くの有毛細胞にまた入り込んでもっともっとウイルスを作ることもある。くしゃみで外に飛び出すウイルスもいる。このウイルスは他の人にまた吸い込まれたりするんだ。感染して壊れた細胞は化学物質を出して体の防御反応のスイッチをいれるぞ。

3》
杯細胞 トロフィー（杯）の形をした細胞は粘液を作るぞ。風邪のウイルスに感染すると粘液を作る量はぐっと増えるんだ。

粘液 ぶ厚くてネチャネチャした液体で、鼻づまりの原因になるぞ。

粘液どぼどぼ
風邪の症状はウイルスが起こすんじゃない。感染と戦うために出された防御化学物質が起こすんだ。化学物質は杯細胞にどんどん粘液を作らせる。こうして鼻づまりが起き、血流量は増し、さらに白血球がやって来て炎症をおこすんだ。そうすると痛み受容体が刺激され、鼻がムズムズしたりくしゃみをしたりするんだ。

4》
抗体 免疫系が作り出す抗体はウイルスの表面にくっつくんだ。

好中球 白血球の一種で抗体で活動できなくなったウイルスを捕まえて破壊してしまう。

抗体猛攻撃
この戦いの最後の方では、粘膜上の抗体がウイルスに狙いをつけ、くっついてしまう。ウイルスはもう細胞を襲うことはできない。白血球の一種、好中球とマクロファージが動けなくなったウイルスや細胞のかけらを拭きとってしまう。このとき粘膜は粘っこく、緑色になっている。この緑はたくさんの白血球のせいなんだ。

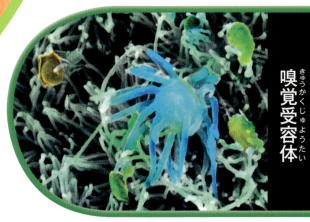

嗅覚受容体

呼吸やくしゃみだけではないぞ。きみの鼻はにおいも感じるんだ。拡大写真（8,570倍）で鼻腔の上のほうに何百万とある嗅覚受容体（青色）のひとつを見てみよう。真ん中がボールのようになっていて、周りに髪の毛のような繊毛をたくさん出している。繊毛は呼吸で吸い込んだにおいの元になる分子に反応し、脳にメッセージを送る。それでにおいを感じる、というわけさ。風邪をひくとにおいを感じなくなる。分厚い粘液がブロックして、におい分子が嗅覚受容体にくっつけなくなってしまうんだ。

午前7時15分 – トイレ

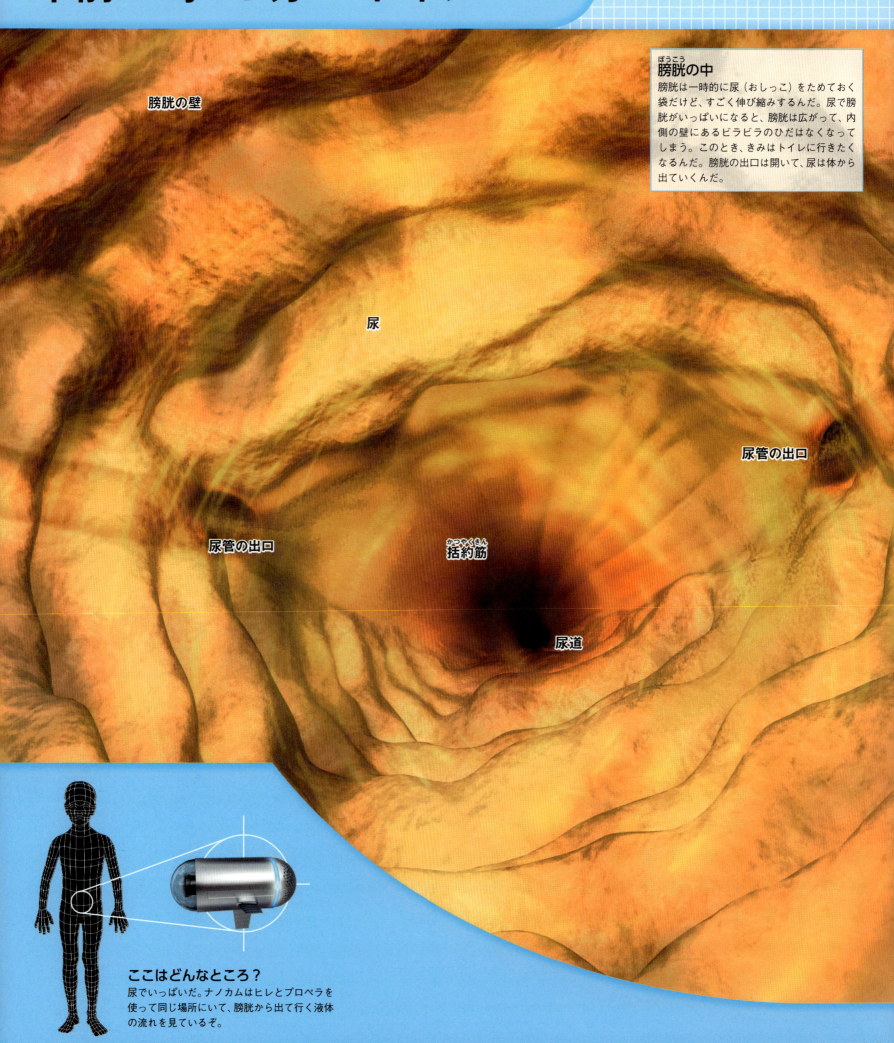

膀胱の壁

尿

尿管の出口

括約筋

尿道

尿管の出口

膀胱の中

膀胱は一時的に尿（おしっこ）をためておく袋だけど、すごく伸び縮みするんだ。尿で膀胱がいっぱいになると、膀胱は広がって、内側の壁にあるビラビラのひだはなくなってしまう。このとき、きみはトイレに行きたくなるんだ。膀胱の出口は開いて、尿は体から出ていくんだ。

ここはどんなところ？

尿でいっぱいだ。ナノカムはヒレとプロペラを使って同じ場所にいて、膀胱から出て行く液体の流れを見ているぞ。

ナノカム・レポート

ゴミ捨て場

ぼくらは毎日おしっこしないといけない。体の細胞はいつだってゴミを捨てていて、それを血液に流しているからなんだ。ゴミがたまっていくと、それはぼくらにとって毒になる。体には腎臓が2つあって、血液からゴミを選び出して、水と一緒に尿を作るんだ。これが膀胱にためられて、そして外に出される。膀胱がないとおしっこダダ漏れになっちゃうよ。

初期反応

- 膀胱に尿がためられると、筋肉でできた壁がびよーんと伸びる。
- 膀胱の壁にあるセンサーが、壁が伸びたことを察知し、神経から脳にメッセージを送る。
- 「おしっこしなきゃ(尿意)」と脳が認識し、トイレに行く、というわけだ。

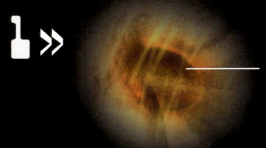

1» 尿道の出口
膀胱から尿がでるときはここは閉じる。尿が逆向きに流れないようにだ。

チューブでやってくる
尿は腎臓でいつでも作られている。尿管という2つのチューブで膀胱まで尿は運ばれる。尿管は膀胱の後ろ側につながっているんだ。尿管の壁を作っている筋肉はリズミカルに収縮し、尿を下の方に押し出していく。そうして一時的な尿のため場所、膀胱に尿を運ぶんだ。

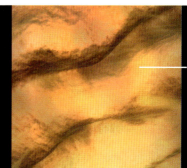

2» 尿
95パーセントは水から、5パーセントは溶けているゴミ(体にとって要らないもの)からできている。

おしっこするときの膀胱
カラッポの膀胱の中にある空間の大きさはビワくらいかな。でも、尿はずっと流れ続けるので、膀胱の中は広がってグレープフルーツくらいの大きさになる。尿は黄色なんだけど、色をつける色素が入っているからなんだ。これは赤血球が肝臓で壊されたときに血液に流されたものだよ。

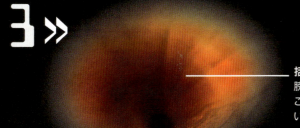

3» 括約筋
膀胱の守り門だな。ここから尿は出ていくんだ。

開いて出てくる
膀胱の底には尿道への出口がある。このチューブは尿を体の外に運んでいく。出口は筋肉の輪で囲まれている。これが括約筋だ。普通はここはきちっと閉じている。でもトイレのときは、脳の命令によって括約筋が緩み、尿を出す準備完了ってわけさ。

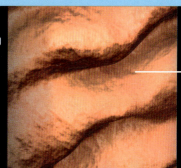

4» 膀胱の内側
膀胱が縮むとシワがまた出てくる。

どんどん続けざまにおきること
脳からの信号をもらって、膀胱の筋肉がきゅっとしまる。膀胱は小さくなり、同時に尿が尿道へと流れていく。尿が出て行ってしまうまで膀胱は縮み続ける。括約筋はまた閉まり、膀胱はまた尿をため込みだすというわけだ。

データ・サーチ

- 普通、人生で流される尿の量は4万リットルくらいだ。お風呂270個分だよ。
- 2つある腎臓だけど、1つの腎臓には尿を作るネフロンという装置が100万も入っている。ここでは毎日1,750リットルの血液が流れているんだけど、作るのはたった1.5リットルの尿なんだ。
- 尿のゴミが固まって結晶になることがある。これが大きくなると石になる。膀胱結石というんだけど、これは痛くておしっこしづらい。治すことはできるけどね。
- お医者さんは尿の色、においで病気を診断していたんだ。味を調べることもあったんだよ。今ではお医者さんは化学検査で尿を分析しているんだ。
- 赤ちゃんは膀胱括約筋をうまくコントロールできないから、もれた尿はおむつにためられるのさ。

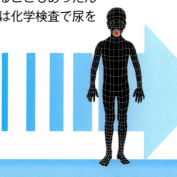

コラム：骨の防御

ぼくらの体を作り、支えているのはいろんな形を作れる骨格さ。組織や器官を守りながら動けるのは骨のおかげだ。

骨は生きている器官だ。カルシウム塩といろんな形になれるコラーゲンからできている。この組み合わせは絶妙で、強いんだけど、もろくない。ぶつけたりひねったりに耐えることができるんだ。ひとつひとつの骨は、外側の強くてぶ厚い組織と、軽い内側からできている。骨には血液細胞を作る組織もある。血液細胞は酸素を運んだり、感染症と戦ったりするんだ。骨は脳とか脊髄とか膀胱のようなやわらかい器官を守ってくれている。

緻密骨

これは横断面写真なんだけど、緻密骨、別名、皮質骨の構造を見せているんだ。骨の外側のギュッとしまったところだよ。とても小さなシリンジ、オステオン（骨単位）というものからできているんだ。オステオンは骨と平行して順序良く並んでいる。オステオンは重さを支える柱なんだ。緻密骨はとても強いんだよ。オステオンの真ん中には穴が開いていて、血管と神経が通っている。

走査型電子顕微鏡写真 390倍

だいたい400くらいある関節につながる人の骨は206個。体重の20パーセントを占めているんだ。

走査型電子顕微鏡写真 45倍

海綿骨

海綿（スポンジ）って言われているけど、別に軽くもないし、フカフカしているわけでもない。頑丈なネットワークでできていて、間に空間があるだけなんだ。スポンジのような網目状の骨組織は骨の内側を作っている。ハチミツみたいな形は毎日の重みに耐えるようにできていて、しかも周りの緻密骨よりもずっと軽い。

毎秒、赤色骨髄は200万の赤血球を作っている。脾臓や肝臓は同時に毎秒200万もの古い細胞を血液から取り去っているんだ。

赤色骨髄

この軟部組織（オレンジ色）は海綿骨（青色）の中の空間にあるんだ。何をしているかというと、血液細胞を作っているんだ。つまり、赤血球、白血球、そして血小板だ。血液細胞はいずれ壊れてしまうので、新しいものと取り替えなければならない。小さい子供だと、赤色骨髄はどの骨にもあるんだ。でも大人になると、決まった骨にしか赤色骨髄はない。肩甲骨とか頭蓋骨とかだ。

走査型電子顕微鏡写真 250倍

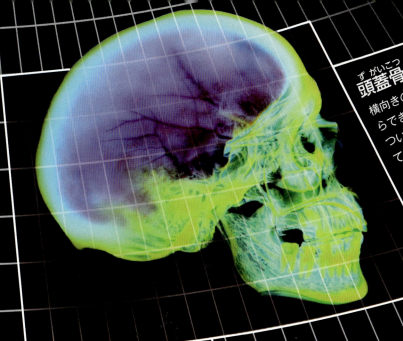

頭蓋骨（ずがいこつ）

横向きの写真だけど、頭蓋骨は22の骨からできている。ほとんどというのは固い関節で、とてもついている。8つの頭蓋骨の骨が頭のドームを作っていて、頭蓋と呼ばれている。脳を囲んで守っているんだ。14の顔の骨は顔を支えている。眼球を安全なソケットにはめ込み、においや味を感じる器官を歯へとつないでいる。下顎骨（したあご）だけが動く。食べたりしゃべったりできるのはこのためだ。

🔍 0.4倍色付きレントゲン写真

脊椎（せきつい）

頭からおしりまで、脊椎（背骨）は体の中心軸を作る。頭蓋や上半身を支えてバランスを保っている。それに脊椎は脊髄を取り囲んで守る「トンネル」にもなっている。脊髄は脳から背中に伸びているんだ。脊椎は26個の椎骨からできている。椎骨と椎骨の間には圧力を吸い取る軟骨のディスクがあり、ここでクネクネ脊椎は曲がることができる。写真は後ろから見た5つの大きな腰椎椎骨だ。ここで体重を一番支えているんだよ。

歩いたり立ったりするより、せきをしたり笑ったりのほうが背骨に負担がかかるんだよ。

🔍 0.3倍色付きレントゲン写真

骨はいつでも自分の形を作りなおしているんだ。全部の骨が新しく入れ替わるのは7年ごとだ。

骨は鋼鉄くらい強いけど6倍軽い。強くて動きやすいんだ、骨は。

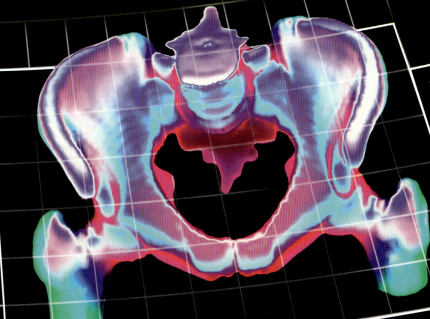

骨盤骨（こつばんこつ）

このCTスキャンでは洗面器のような形の骨盤と大腿骨の上の方が見えている（図の右下、左下）。大腿骨は骨盤にくっついている。骨盤は骨盤帯と仙骨からできている。仙骨は背骨の一部だ。骨盤帯は2つの骨盤骨からできている。前の方でくっついていて、後ろでは仙骨に強く結び付けられている。骨盤は消化管や泌尿器、生殖器官を守っている。脚を体にくっつけている。脚を動かす筋肉を止めてくれてもいる。

🔍 0.2倍CTスキャン

午前7時25分 – ニキビ

皮膚細菌

指先

炎症

爪

ここはどんなところ？
顔の表面で、ナノカムはニキビがはじけて飛び出すところを見つけた。中にあるものをリモートカメラで撮影しているぞ。

飛び出すニキビ
まあ、普通ニキビはつぶすなって言われるんだけど、止められない人もいるよね。ここでは指先2本で腫れて飛び出したニキビを押しつぶしている。火山の噴火みたいに、ニキビのてっぺんが開いて細菌いっぱいの白っぽい液が皮膚や空中に飛び出す。

その後の上皮
無理やり押し出したニキビ。上皮には穴があいてしまった。上皮はタフな、皮膚の一番上にある膜だ。

ニキビの細菌
ブドウ球菌のようないろいろな細菌が見えているね。皮膚の下で分裂しているんだ。ニキビと感染の原因になるんだよ。

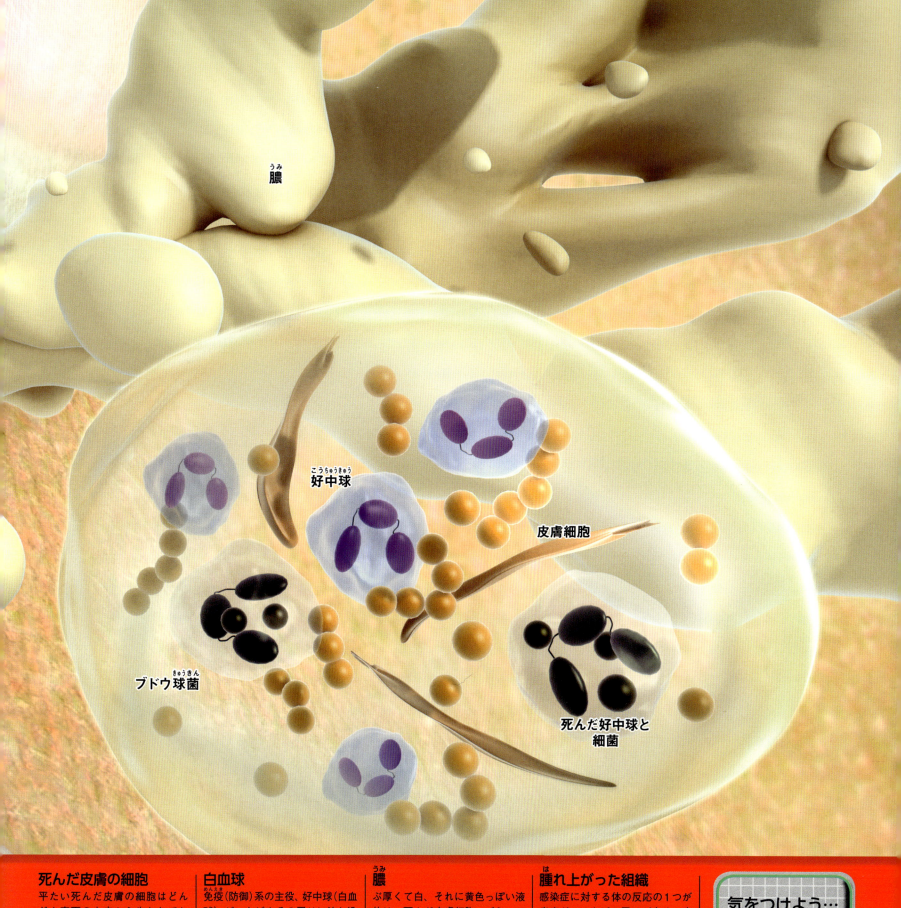

膿（うみ）
好中球（こうちゅうきゅう）
皮膚細胞
ブドウ球菌（きゅうきん）
死んだ好中球と細菌

死んだ皮膚の細胞
平たい死んだ皮膚の細胞はどんどん表面の上皮から失われてしまう。ニキビをつぶすと、中身と一緒に皮膚の細胞も飛んでいくんだ。

白血球
免疫（防御）系の主役、好中球（白血球）がニキビやその周りに流れ込む。細菌を食べて破壊してしまうんだ。

膿（うみ）
ぶ厚くて白、それに黄色っぽい液体は、死んだ皮膚細胞、ゴミ、アブラっぽい皮脂、細菌を食べた、生きている、そして死んでしまった白血球が入っている。

腫（は）れ上がった組織
感染症に対する体の反応の1つが炎症だ。ニキビの周りが赤く、痛い。ここを防御しようとたくさんの血液が入ってきたから、炎症ができたんだよ。

気をつけよう…
ニキビをつぶしちゃいけない。赤くて腫れているときはとくにそうだ。つぶすと中身はさらに奥に行ってしまうかもしれない。細菌が入って感染症になるかもしれないし、皮膚にずっと残る痕になるかもしれないんだ。

ナノカム・レポート：ニキビ

初期反応

- 細菌が閉じた毛のう（毛が生えてくる皮膚のくぼみ）に侵入し、そのゴミが体の防御反応を引き起こす。
- 腫れたニキビの痛みセンサーが脳にメッセージを送り、痛みに気づく。
- 盛り上がって赤い、真ん中が白くなったニキビを目で確認する。
- 石鹸で皮膚をキレイにすれば、閉じたところがユルユルになるよ。

ニキビ表面

細菌

皮脂

上皮

血管

好中球

毛

皮脂腺

防御系

毛のうの中で細菌が増えると、体は攻撃チームを送り込む。好中球のような白血球がやってきて、細菌を食べてしまう。細菌をやっつける化学物質も侵入者を攻撃する。まわりの組織の炎症は白血球がニキビに侵入するのを早めてくれる。

データ・サーチ

- ニキビは基本的には若者の病気だ。ティーンに多いんだね。思春期にはホルモンの量が変化しやすいから、皮膚がアブラっぽくなるんだ。ニキビがたくさんでき、赤く腫れたりかさぶたができると、座瘡(ざそう)と呼ばれるようになる。

- チョコレートや揚げた食べ物を食べるとニキビができるというのは迷信だ。でも、新鮮な果物や野菜をとり、たっぷりと水を飲むと皮膚は健康になるよ。

- 残念ながら、ニキビは洗い流せない。というか、洗いすぎると皮膚は乾燥してしまう。そうなると、普通よりももっとアブラっぽい皮脂に体は反応しやすくなり、ニキビはできやすくなる。軽めの石鹸で1日2回の洗顔くらいが一番いいんじゃないかな。

- 大気汚染はニキビを増やす。皮膚のあなを閉じてしまうからだ。女の子は思春期とかストレスでホルモン量が変わるから、皮膚がアブラっぽくなりニキビができやすい。

1 »

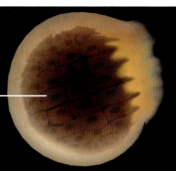

皮脂腺
皮脂を作る。アブラっぽい液体で、皮膚を乾燥から防ぎ、柔らかくしてくれる。

捕らわれた皮脂
青年になるとアブラっぽい皮脂が増えるんだ。皮脂が皮脂腺から出されると、それが毛のうに入って出口を塞ぐ。皮膚から出られなくなって、毛のうと皮脂腺の中で皮脂は増える。

2 »

細菌
2つに分裂すると新しい細菌ができる。こうやって増えるんだ。

どんどん増える細菌
細菌は普通は皮膚表面でなんにもせずに過ごしているのだけど、栄養たっぷりの皮脂に刺激されるんだ。それで腫れ上がった毛のうに侵入する。大きくなるニキビの中で皮脂と死んだ皮膚細胞が毛のうの出口をブロックして、細菌は出れなくなってしまう。栄養たっぷりの細菌はどんどん分裂して、数が増えていく。

3 »

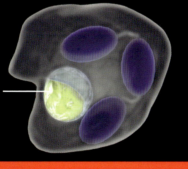

好中球
細菌をおおい囲んで食べてしまう白血球。

好中球は狩りをする
毛のうに細菌がいると、そこから信号が出され、これを血液の中にいる好中球が受け取る。この白血球の狩人は血液の毛細血管にいて、感染した毛のうに入り込む。細菌を見つけ、囲い込み、食べてしまう。細菌でお腹いっぱいになると好中球は死ぬ。皮脂やゴミ、細菌と一緒になってこれが膿になる。

4 »

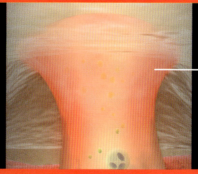

炎症
感染したニキビに血流が増えてできる。

腫れ上がった毛のう
毛のうの細菌や細胞から出された化学物質が炎症をおこす。毛のうの周りにある血管がひろがり、漏れだしやすくなる。そうすると好中球が入り込みやすくなり、細菌を殺す化学物質を含んだ液体が毛のうに入り込みやすくなる。膿と一緒にこれがニキビを赤く腫れ上がらせ、痛くなるんだ。

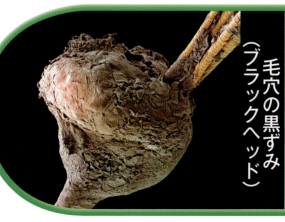

毛穴の黒ずみ(ブラックヘッド)

毛穴の黒ずみは、ニキビの一種だ。毛のうが黒い物質でフタをされてできるんだ。この顕微鏡像は150倍なんだけど、フタが毛のうから飛び出してる毛をおおっているのがわかる。
黒ずみのてっぺんが黒っぽいのはゴミのせいじゃない。メラニンが入っているんだ。メラニンは皮膚を黒っぽくする色素で、空気の中にある酸素に当たると黒くなるんだ。死んだ皮膚の細胞からメラニンがやってきて、これがフタを作るってわけ。

午前8時 – 歯みがき

毎日歯をみがこう
歯は食べている間に唾液で自然にきれいになっているんだ。でも食べ物のかけらがまだ歯にくっついている。これがきみの歯にとって危険になるんだ。歯の中にいる細菌が残った食べ物を食べて、歯を溶かす酸を作ってしまう。だから毎日の歯みがきが大事で、虫歯を防いでくれるんだよ。

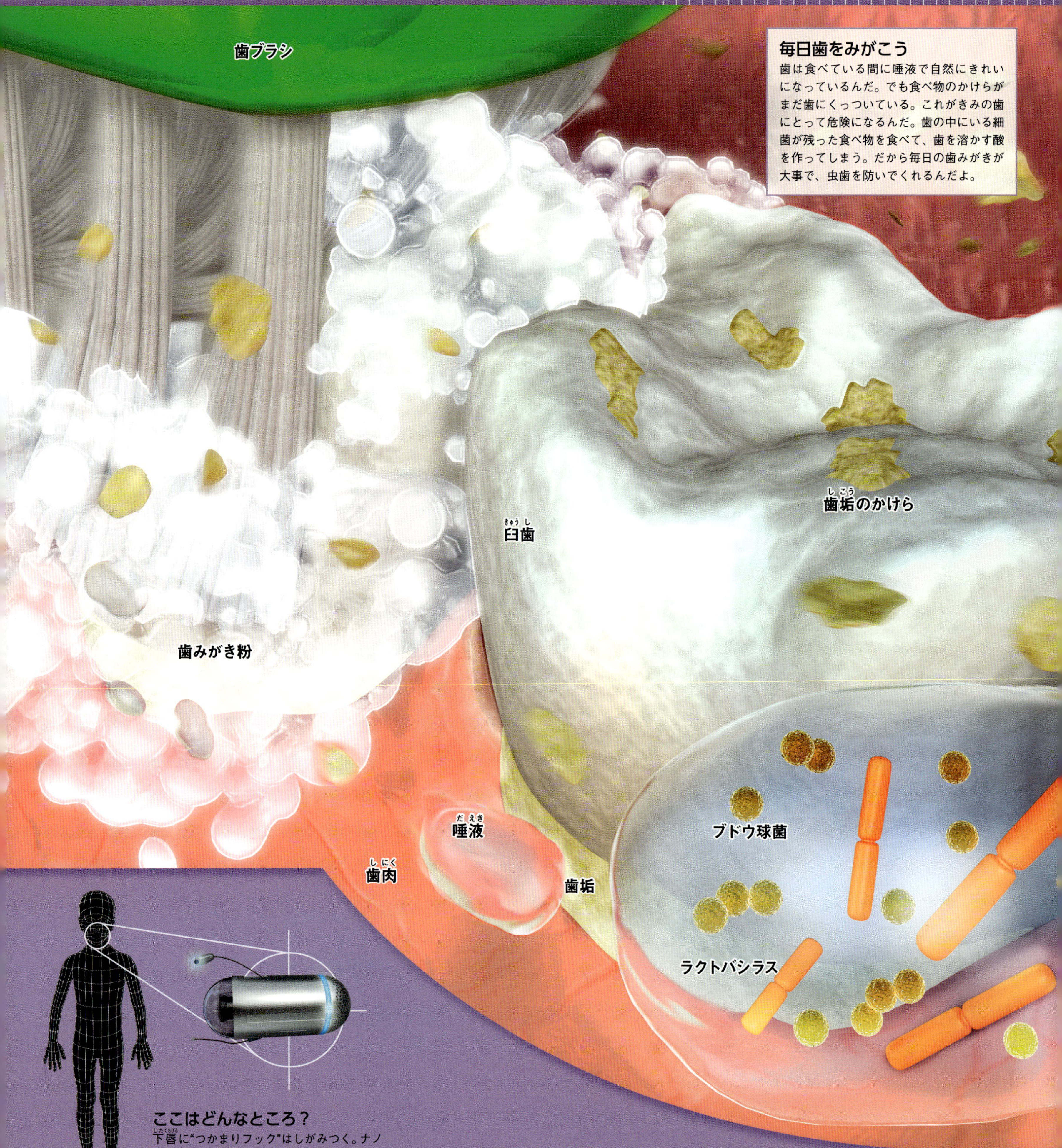

歯ブラシ

歯垢のかけら

臼歯（きゅうし）

歯みがき粉

唾液（だえき）

歯肉（しにく）

歯垢

ブドウ球菌

ラクトバシラス

ここはどんなところ？
下唇（したくちびる）に"つかまりフック"はしがみつく。ナノカムは口の中で歯みがきを観察している。

ナノカム・レポート

口の中では

きみの歯は消化のために大事なんだ。ノミのような前歯、広がった奥歯。歯は唾液で流される食べ物を切り、つぶし、飲み込みやすいように小さくしてくれる。きみの口の中はずっと細菌が住んでいるんだよ。ほとんどは害がない。むしろ有害な細菌が入ってくるのを防いでくれる。でも、虫歯や歯肉病の原因菌もいるんだよ。

初期反応

- 舌が歯の「へんな」感じを感じ取る。腐ったような味を口の中に感じる。
- 脳は、これが歯をみがいて息をキレイにする時間だと判断する。
- 歯みがきでは歯みがき粉を使う。くるくる回したり、前後に動かすんだ。

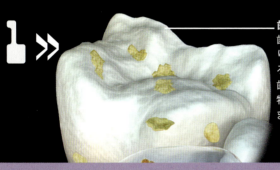

1» 歯尖（しせん）― 歯の端っこの盛り上がったところ。上の歯と下の歯でかんで食べ物をつぶしてしまうんだ。

密閉されて安全
口の後ろ側にある臼歯。他の歯と同じように歯の根っこであごにコンセントのようにはめ込まれているんだ。ピンク色の歯肉はあごの骨をおおい囲み、コンセントの入り口を密閉してしまう。歯肉の上には歯の冠、歯冠（しかん）がある。岩のように固い白色のエナメル質で守られているんだよ。

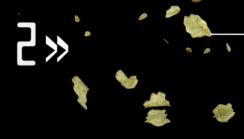

2» 歯垢 ― 歯の表面やすき間、歯肉との境目をおおうフィルムのようなもの。

困った歯垢
昨夜は歯みがきをしていなかったんだね。だから、朝には歯垢がたまってしまう。歯垢は白っぽく黄色っぽいフィルムのようなもので、小さな繊維、古い食べ物、細菌からできていて、歯にこびりつく。歯垢がたまると、細菌がそこにある食べ物を食べて繁殖する。細菌は酸を出して歯を守っているエナメル質を溶かしてしまうんだ。

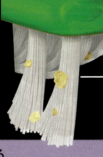

3» 歯ブラシの毛 ― ひとつひとつの歯のてっぺん、横側、そして付け根を磨くのに使われるんだ。

毛は反撃する
歯ブラシは歯垢と戦うために使うんだ。固くて細かな毛は、歯から歯垢をこそぎとってしまう。泡のような歯みがき粉がそれを助けてくれる。毛は上下に動き、くるくる輪をえがき、くぼみや割れ目、どこに隠れていても歯垢を取り除いてしまう。歯肉は優しくみがいてあげる。歯の付け根の歯垢はこうやって取り除くんだ。

4» 飛沫（ひまつ） ― いくつもの口の細菌が入っていて、う歯（虫歯）の原因になるんだ。

ブラシで細菌を取り除け
歯ブラシが歯垢を取り除くと、唾液の飛沫や薄まった歯磨き粉が飛び散る。飛沫には歯垢の細菌がいる。例えば、ミュータンス菌だ。これは口の中の常在菌（いつもいる菌）で、う歯（虫歯）や歯肉炎の原因になる。デンタルフロスを定期的に使えば歯肉は丈夫なままでいられるよ。

データサーチ

- 体で一番硬いのは歯のエナメル質だ。残念なことに、エナメル質には生きている細胞がいないから、破壊されても自分でそれを直すことができない。だから歯医者さんが虫歯の穴を埋めてくれるんだ。
- 砂糖の入った食べ物や飲み物をいつもとっていると、う歯のリスクは増えるんだ。細菌が砂糖を食べて酸を出すからなんだね。
- 人は人生で2組の歯をもつ。最初は20本の乳歯で、子供の時に生え変わって32本の永久歯になる。
- 一番最初の歯ブラシは何千年も前にさかのぼるんだ。「歯みがき棒」は枝の端をかんで作る原始的な歯ブラシだ。
- 塩、ドライフラワー、トカゲの肝臓、人の尿が昔使われていた歯みがき粉だったんだって。

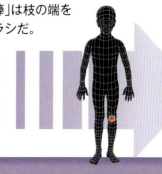

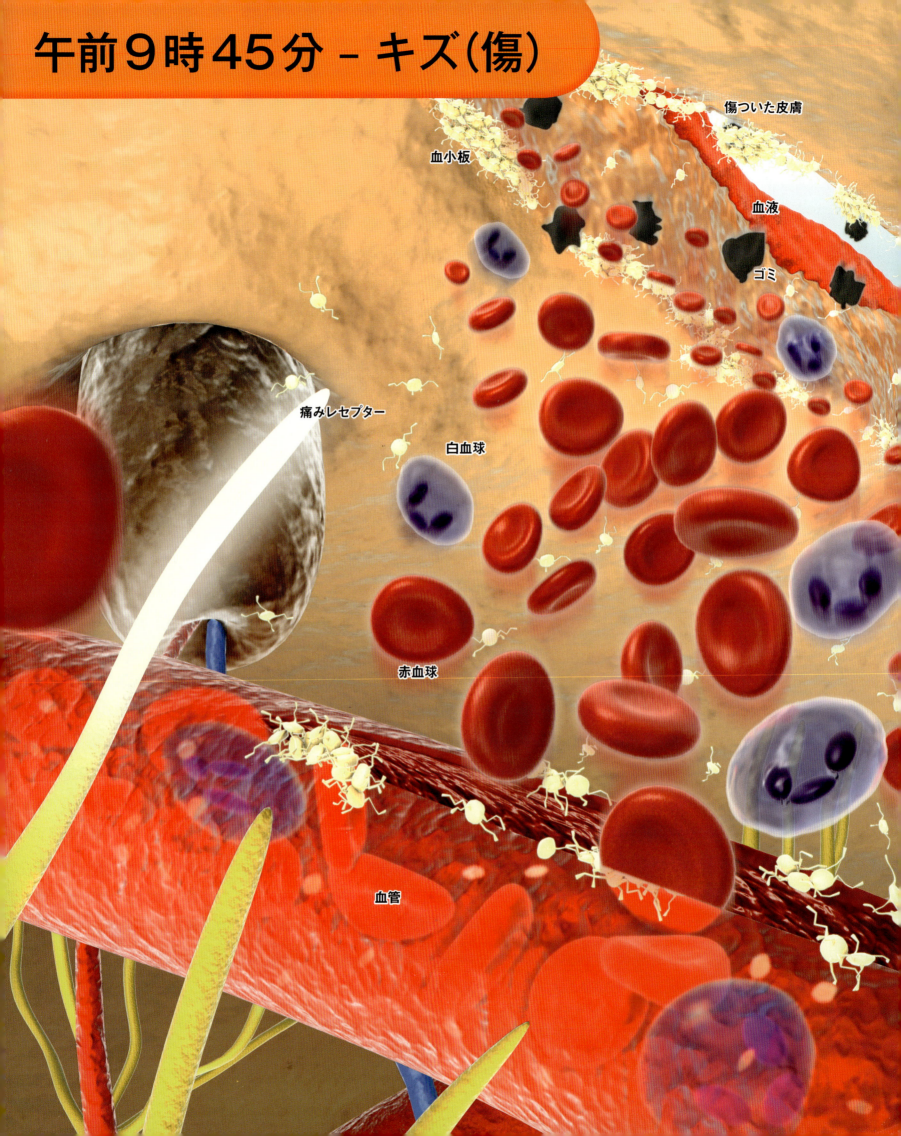

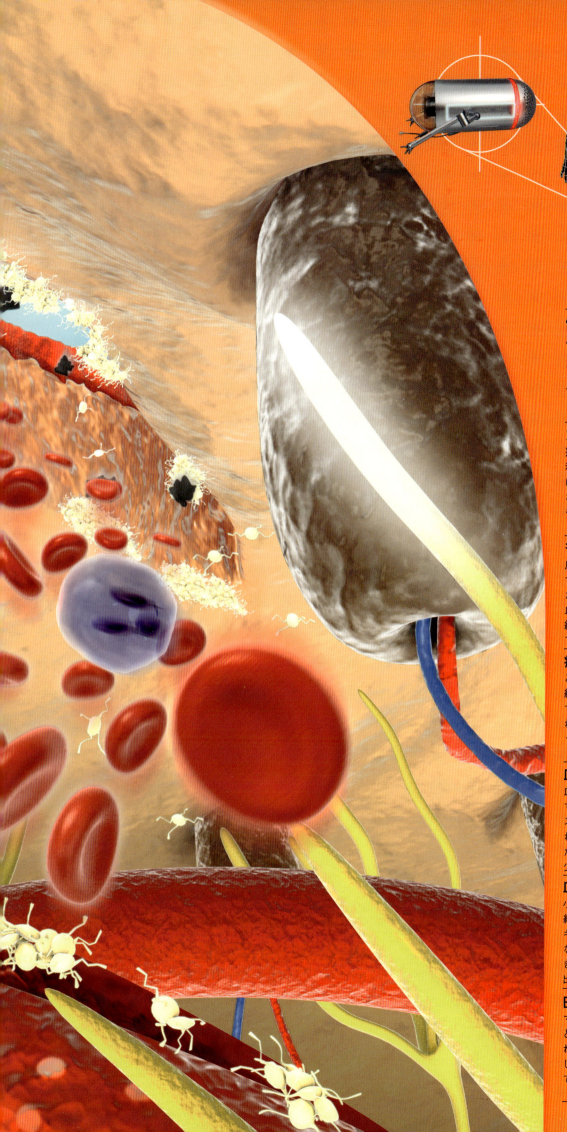

血が出る

砂利道で転んで膝をすりむいちゃった。すぐに血液が痛むキズから流れだす。皮膚のすぐ下にある血管が破壊されてしまったからだ。止血と呼ばれる防御メカニズムがすぐに働き出す。血液の流れを減らして漏れ出るところを塞いでしまい、出血を止めるんだ。

ここはどんなところ？
ナノカムは皮膚のキズのすぐ下にいて、血液が流れる血管を観察しているぞ。

傷ついた皮膚
皮膚はふだんは守ってくれるバリアなんだけど、こすれて切れて、細かな組織が外に見えちゃっているんだ。

ゴミと砂利
道路とぶつかって、ゴミや砂利といった粒が皮膚の傷口に入っていく。これが刺激になって、ばい菌が傷口に入りやすくなるんだ。

もれ出る血液
皮膚のずっと下で、転んだはずみに血管が切れてしまったんだ。血管に運ばれていた血液が流れだし、まわりの組織にもれだし、そして外に出ていくんだ。

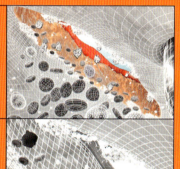

痛みレセプター
こわされた組織、破壊された細胞から化学物質がもれだす。痛みレセプターが刺激され、脳に信号を送るんだ。こうやって痛いと感じるんだ。

血管
血管が破壊され、痛みに反応する。両方おきると、血管がスパスムをおこす。血液がもれている血管が狭くなるんだ。そうすれば出血はぐっと少なくなる。

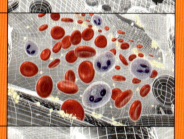

血小板
小さなお皿のような形をした細胞だよ。血液の中にいて、キズのある場所では活発になるんだ。おたがいにくっつき合って、かさぶたを作る。出血はこれで減るんだよ。

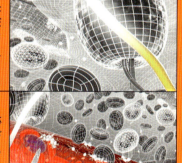

白血球
マクロファージと好中球はどちらも白血球の一種だ。壊れた組織に入っていき、侵入してきた細菌を探して壊してしまうんだ。

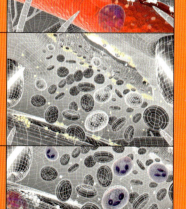

ナノカム・レポート：キズ（傷）

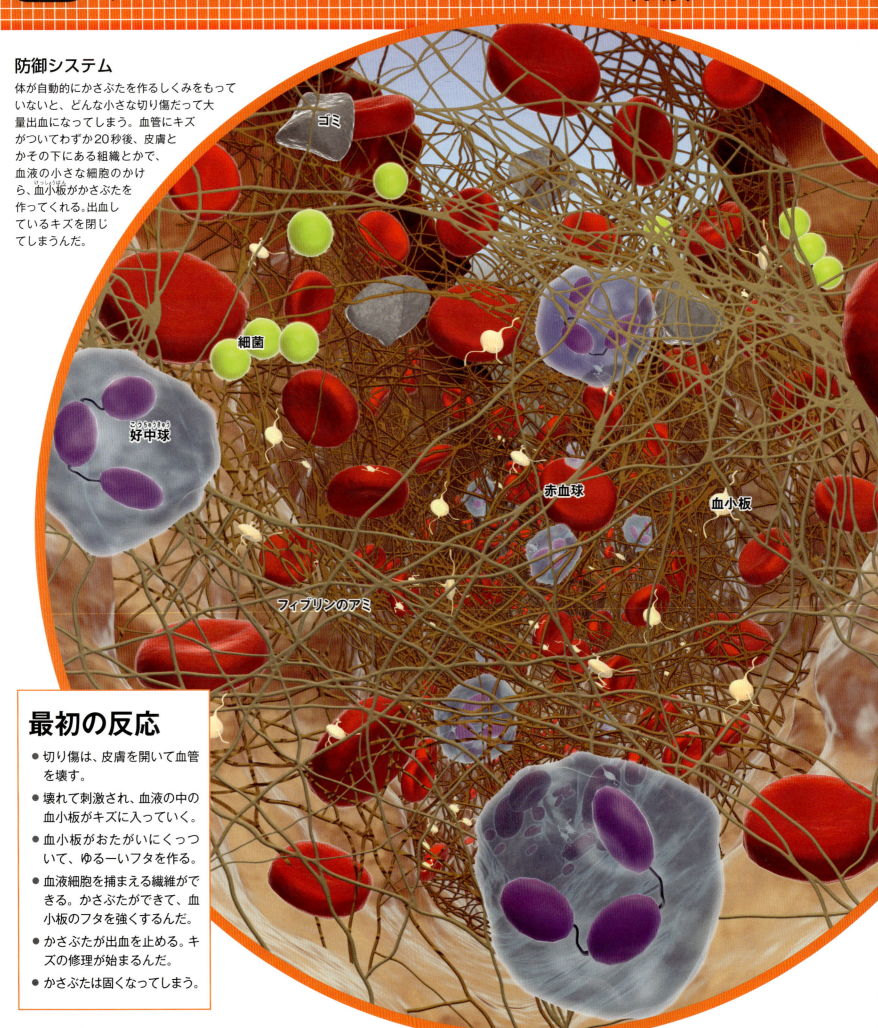

防御システム

体が自動的にかさぶたを作るしくみをもっていないと、どんな小さな切り傷だって大量出血になってしまう。血管にキズがついてわずか20秒後、皮膚とかその下にある組織とかで、血液の小さな細胞のかけら、血小板がかさぶたを作ってくれる。出血しているキズを閉じてしまうんだ。

最初の反応

- 切り傷は、皮膚を開いて血管を壊す。
- 壊れて刺激され、血液の中の血小板がキズに入っていく。
- 血小板がおたがいにくっついて、ゆるーいフタを作る。
- 血液細胞を捕まえる繊維ができる。かさぶたができて、血小板のフタを強くするんだ。
- かさぶたが出血を止める。キズの修理が始まるんだ。
- かさぶたは固くなってしまう。

データ・サーチ

- 体の中には全部で1兆5,000万の血小板があるんだ。平均的な体にある5リットルの血液に入っているんだ。
- ハエの幼虫（ウジ）は昔、キズを治すのに使われていた。医者の中ではこの方法がまた使われだしている。ウジは死んだ組織やキズの中にいる細菌を食べてしまうし、健康で生きている組織は見向きもしないからだ。
- 血友病という生まれつきの遺伝病がある。血液を固める物質の1つが足りないので、うまくかさぶたができないんだ。
- ドラキュリンという抗凝固物質（かさぶたを作れないようにする物質）が吸血コウモリのだ液（つば）から見つかっている。心臓発作の危険がある人を治療する薬として使われているんだよ。心臓発作は心臓に流れる血管がかさぶたで閉じてしまって起きるからなんだ。
- 血液を吸い取るヒルは獲物の皮膚を切り、だ液を流し込む。だ液にはヒルディンという物質が入っている。これは抗凝固物質だ。かさぶたができなくなり、ヒルは固まらない血液を腹いっぱい吸い込むというわけさ。

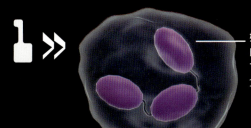

1》 好中球
白血球の一種で侵入してくる細菌を追いかけ、食べてしまう。

侵入者を破壊する
皮膚が壊れると、外から細菌が入ってこられるようになる。細菌は病気の原因になる。壊れた血管から白血球がもれだして、キズに入り込む。白血球は侵入者を探し出し、壊してしまうんだ。

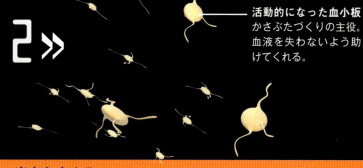

2》 活動的になった血小板
かさぶたづくりの主役。血液を失わないよう助けてくれる。

出血を止める
血管が壊れると、それがきっかけとなってキズにもれだす血液の血小板が変化するぞ。急に膨らんで、外にトゲトゲを作るんだ。それでおたがいにくっつきあい、トゲはまわりのキズにもくっつく。血小板が「フタ」を作ると、キズによる壊れた血管からの出血はとても減るんだ。

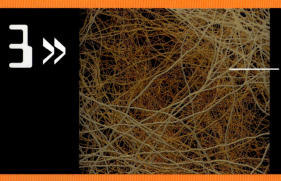

3》 フィブリンのネット
長いフィブリンの糸が血液の細胞を捕まえるとできる。

4》 傷口
血小板が縮むと傷口もひっぱられてくっつくんだ。

血液を固めてしまう
くっつきやすい血小板。血液の中にある化学物質、凝固因子を活発にするんだ。凝固因子たちは血液に溶けているタンパク質、フィブリノゲンを変化させ、長くて溶けないフィブリンにしてしまう。糸は網目（ネットワーク）を作り、それはまるで魚を捕る網のようだ。網のなかに血液細胞を捕まえると、液体である血液はゼリーのようなかたまりになり、出血を止めるんだ。

ひっぱりあって
ケガをしてから30分くらいたつと、血小板が縮み、フィブリンの網をひっぱる。そうすると、切り口の両端はたがいに引っ張り合う。血小板はその後化学物質を放出する。化学物質は細胞の分裂を助け、ケガで受けたダメージを修復するんだよ。

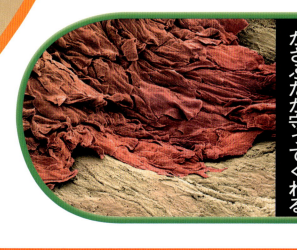

かさぶたが守ってくれる

皮膚の拡大写真（390倍）だ。かさぶた（赤色）ができて5日目のキズにかぶさっている。かさぶたは乾いて固まった血液や死んだ皮膚の細胞が集まってできている。かたいカラを作り、キズの上にかぶさるんだ。壊れた皮膚や血管を守り、修復されるのを待つんだよ。かさぶたは体によくない細菌の侵入も防いでくれる。かさぶたをついてはがすのは良くないんだ。修復ができなくなってしまうし、感染の原因にもなる。最後にはかさぶたはとれてしまう。下からはできたばかりの新しい皮膚がでてくる。

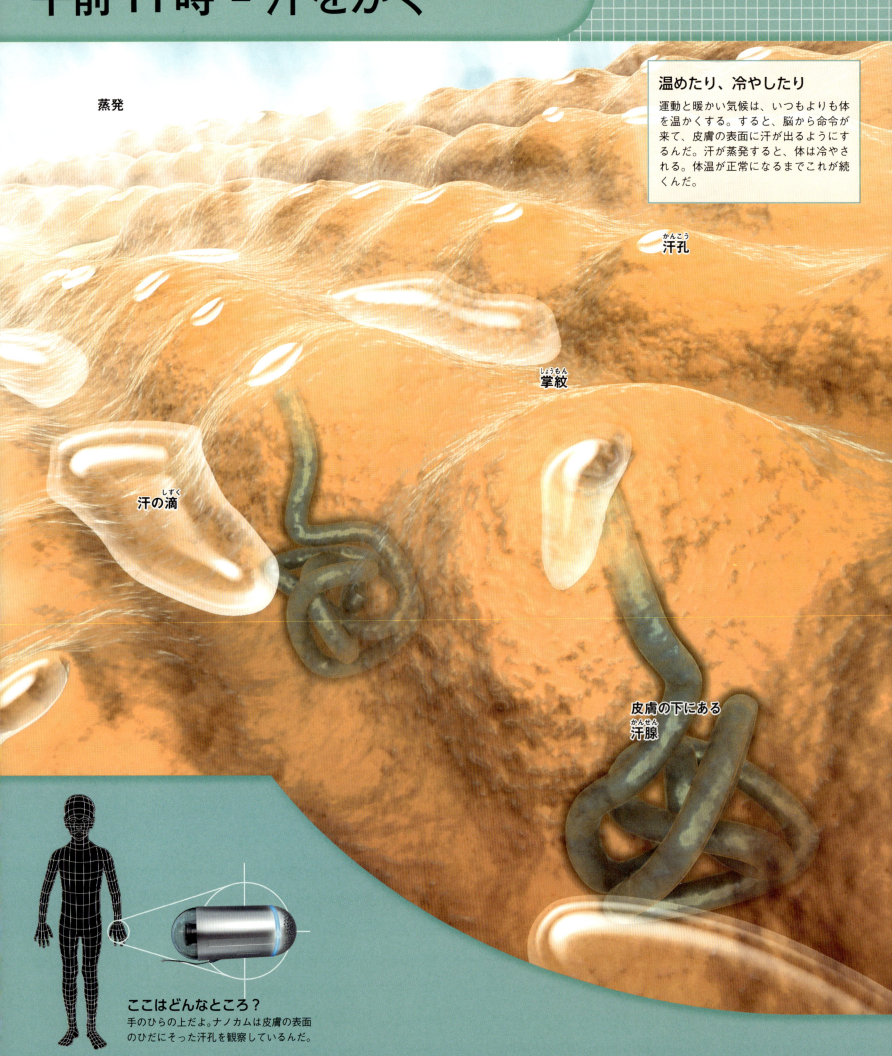

ナノカム・レポート

27

体温のコントロール

きみの体の中の温度（体温）はだいたい37℃に保たれているんだ。周りの温度が高くても低くても、関係ない。きみが運動してもしてなくても、関係ない。きみの体温が高くなったり低くなると、細胞や組織はふだんの活動をやめてしまう。きみは病気になってしまう。発汗（汗をかくこと）は体温を一定に保つためのとても大事な活動で、自動的に行われるんだ。

最初の反応

- 暑い日にはきみの体は暖められ、血液の温度が上がる。
- 視床下部は、温度の上昇があることを知る。視床下部は脳の一部なんだ。
- 視床下部は神経を使って汗腺に命令する。体を冷やすために汗の量を増やすんだ。
- 皮膚は汗でベトベトになる。

1 »

汗管 短い管で、皮膚の表面に汗を運んでいる。

汗腺 くるくる巻きになっていて、皮膚の下の真皮というところにある。

作っているところ
皮膚の中にある汗腺が汗を作る。体が熱くなると、どんどん作られるようになる。くるくる巻きになったチューブの形をしていて、チューブは腺細胞で裏張りされている。チューブの周りには小さな毛細血管がある。水や塩分がそこから腺細胞の中を通ってチューブの中に出ていく。

2 »

汗孔 ロウトのような逆三角形をしていて、汗が出てくるところ。

汗をかきかき
体の中の温度が上がると、汗腺からもっと汗が作られる。短い溝を通って、皮膚の表面にある汗孔という穴から出て行く。皮膚には全部で300万くらいの穴があって、体を冷やすために汗を出しているんだ。

3 »

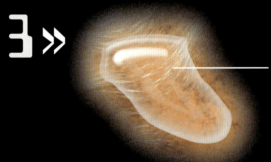

汗 汗腺で作られる液体

体はずぶぬれ
手のひらの穴から汗が出てくると、汗は手相の溝に流れていく。そんな手にさわるとベトベトする。汗の99％は水でできている。体の塩分も汗に溶けている。汗をなめるとしょっぱいのはそのためだ。尿素のような老廃物もちょっぴり入っている。これはおしっこにある成分で、これで汗のできあがりだ。

4 »

水蒸気 汗が蒸発すると、水の分子が空中に飛んでいくんだ。

蒸発
体の熱を使って、汗の表面にある水分子はエネルギーをたっぷりもらって空中に気体となって飛び出す。水蒸気だ。これが蒸発だ。熱が皮膚の表面やそこにある血管から奪われる。体温が下がり、汗は減る。体温は元に戻るってわけだ。

データ・サーチ

- 汗腺が一番多いのはひたい、手のひら、足の裏だ。唇と乳首にはないんだよ。
- 体は1日だいたい200ミリリットルの汗を失っているけど、暑いときは1時間で1リットルにまで増えるんだ。
- 体の温度が上がると、脳は皮膚の血管を広げるように命令する。熱が外に放散されるようにするためだ。
- 汗の蒸発は、湿気の多い気候ではうまくいかない。ぼくらは暑くて、むさ苦しくて、汗びっしょりなままってわけだ。
- 脇の下の汗腺は思春期に活発になる。濃い汗を出すようになり、汗は細菌に分解され、臭うようになる。
- 恐怖や強い感情も、汗を出させる。

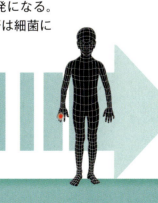

コラム：体につく虫

皮膚は多くの小さな動物にとっての住み家だ。体につく虫は、寄生性生物だ。ぼくらに取りついてエサをもらい、そこに住みつくからだ。痛かったりかゆかったりすることもあるんだ。

疥癬という病気の原因になるヒゼンダニや、チガーと呼ばれるダニの幼虫たち。みんなダニの仲間だ。クモの親戚ともいえる。アタマジラミやノミは羽のない昆虫で、ひらたい体をしている。ひらたい体に進化適応したおかげで、体の毛の間を自由に行き来できる。寄生性生物は体内ではなく、皮膚の上に住んでいるから、体の防御機構も役に立たない。殺虫クリームとかシャンプーが必要になることも多い。イエダニは寄生性生物じゃないけど、アレルギーのような病気の原因にはなる。

走査型電子顕微鏡写真140倍

チガー
脚が6本ある小さな幼虫だ。夏になるとかゆみの原因になる。チガーは頭を毛のうにつっこんで、消化液を流し込むんだ。皮膚の細胞がこれで壊れてしまう。壊れた細胞はチガーが吸い取ってしまう。真っ赤でとてもかゆいできものの原因にもなるんだよ。

地球上にはすくなくとも10の18乗、つまり1,000万の1兆倍の昆虫がいるんだ。人は60億しかいないのにね。

イエダニ
顕微鏡で見るとこんな感じのイエダニ。きみのベッドにも100万は隠れているんだよ。きみの体からどんどん落ちてくる、死んだ皮膚の細胞をエサにしているんだ。この皮膚の細胞のかけらが家のホコリの最大の原因だ。ホコリを吸い込んで、そこにイエダニがいると、喘息発作が起きる人もいるんだ。

昆虫の種（種類）は分かっているだけで90万もあるんだ。でも、おそらく3,000万種はあるんじゃないかって言われているんだ。

走査型電子顕微鏡写真260倍

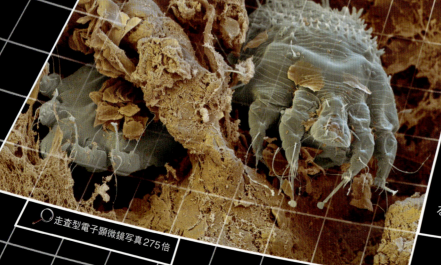
走査型電子顕微鏡写真275倍

ヒゼンダニ
「かゆかゆのダニ」なんてあだ名もある。ヒゼンダニの小さなメスは、突き刺すするどい口を使って皮膚の下にトンネルを掘るんだ。新しく作った洞穴にヒゼンダニは卵を生む。卵がかえって、幼虫になる。穴が掘られ、そこにダニがだ液などを落っことし、幼虫までいるため、皮膚はすごく刺激されるんだ。疥癬はムチャクチャ、おかしくなるかと思うくらい、かゆい病気なんだ。疥癬は人から人へと簡単に感染するけど、塗り薬で治せるんだよ。

虫の中には、強い病原体を持っていて、それを広げてしまうものもある。マラリア、眠り病（アフリカ・トリパノソーマ症）、チフスがその一例だ。

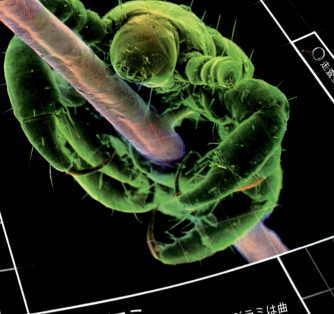

走査型電子顕微鏡写真100倍

昆虫はどこにでもいる。まあ、海の中にはいないけどね。だけど、イエダニは人の住んでいる家にいることが多いんだ。

アタマジラミ

ゴマのタネみたいな形をしたアタマジラミは曲がった爪を持っていて。この爪が髪の毛をがっちりつかむんだ。アタマジラミは頭がかゆくなるけど、子供に多くて、触ることで子供から子供に感染していく。シラミは頭の皮膚を突き刺す。抗凝固剤を注入し、血液が固まるのを防ぎ、かゆみを起こす。シラミは血液を吸い取る。アタマジラミは細かいクシや殺虫シャンプーで取り払うことができるんだ。

マダニはイエダニの親戚さ。血液を吸うと風船みたいに膨らむんだ。

走査型電子顕微鏡写真300倍

まつ毛ダニ

ソーセージのような形のまつ毛ダニがまつ毛の毛のうから飛び出しているのが見えるよね。びっくりするかもしれないけど、みんな気づいていないうちに、まつ毛ダニを飼ってるんだよ。小さすぎて見えないんだ。鏡でじっと覗きこんでも無駄だね。ラッキーなことに、まつ毛ダニは病気をおこさない。毛のうの中でちじこまっているだけだ。きみの死んだ皮膚細胞や、アブラっぽい皮脂腺の分泌液を食べているだけなんだ。

ノミ

これはネコノミの頭だ。ネコノミはネコや人の皮膚を突き刺して血を吸いとるんだ。ノミは血を吸い取る時だけ宿主にくっつく。食べ物から食べ物へと、ぴょんぴょん飛び跳ねるんだ。ノミの後ろ足には、伸び縮みしてエネルギーを貯めこむことができるレジリンという物質がある。弓の弦みたいなものだね。ノミはおかげで30センチメートルも跳ぶことができる。きみがジャンプして、60階のビルの上に跳ぶようなものだよ！

走査型電子顕微鏡写真230倍

午後12時20分 – 反射行動

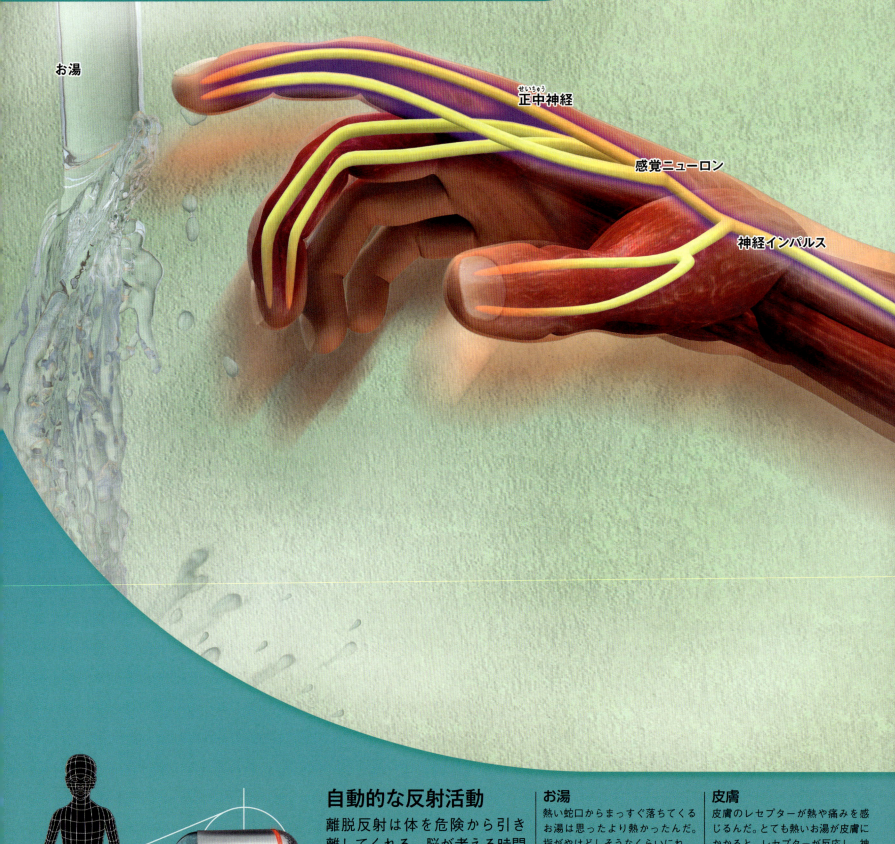

お湯
正中神経
感覚ニューロン
神経インパルス

ここはどんなところ？
緊急信号が赤く点滅している。ナノカムは体がやけどを逃れようとする一瞬の反応を追いかけているんだ。

自動的な反射活動
離脱反射は体を危険から引き離してくれる。脳が考える時間よりも早く、だ。今、手がとても熱いお湯のせいで危険にさらされている。高スピードのメッセージが手から脊髄へ、そして脊髄から腕の筋肉に送られる。腕の筋肉が手を引っ張り、お湯から離れるんだ。脳が反応して初めて痛みを感じるんだよ。

お湯
熱い蛇口からまっすぐ落ちてくるお湯は思ったより熱かったんだ。指がやけどしそうなくらいにね。

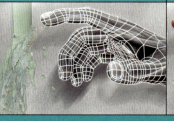

皮膚
皮膚のレセプターが熱や痛みを感じるんだ。とても熱いお湯が皮膚にかかると、レセプターが反応し、神経インパルスが発生するんだ。

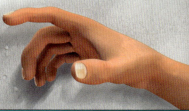

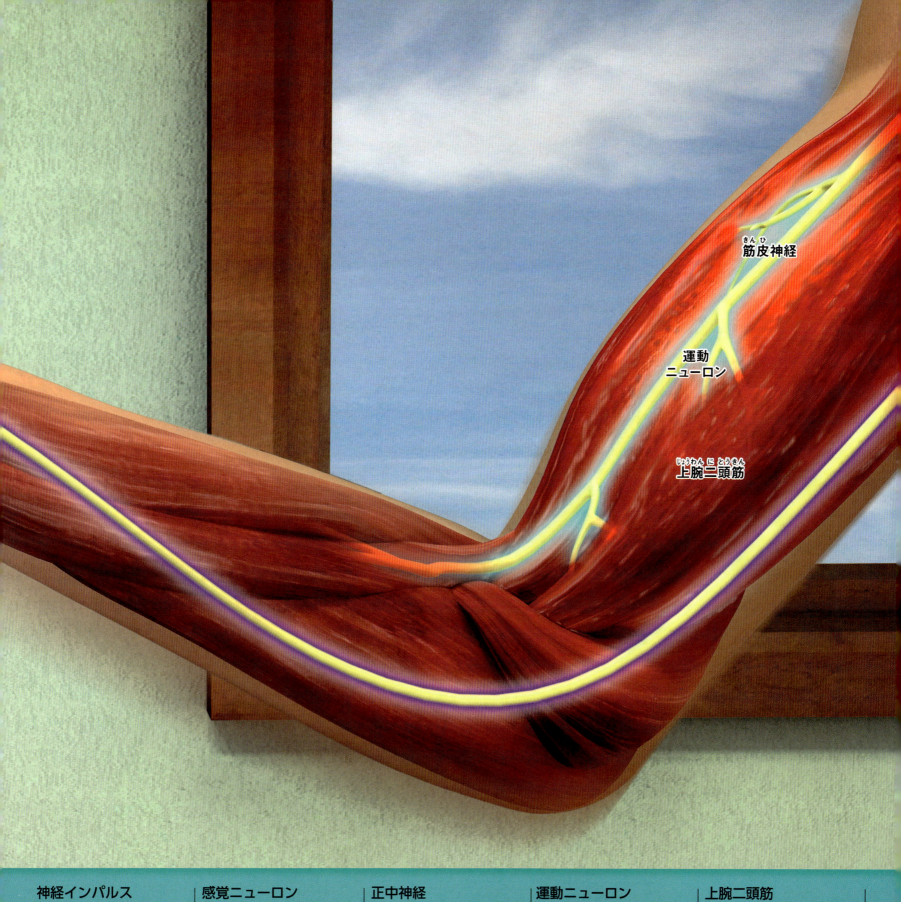

神経インパルス	感覚ニューロン	正中神経	運動ニューロン	上腕二頭筋
小さな小さな電気信号が神経系のニューロン（神経細胞）を伝っていく。脳や脊髄の外では、ニューロンは束になってケーブルのような神経線維になっている。	感覚ニューロンは皮膚のレセプターから中枢神経系（CNS）に神経インパルスを伝える神経細胞だよ。CNSとは脳と脊髄のことさ。	この神経は腕から手に伝わっていく。感覚神経が入っていて、指にある皮膚のレセプターから脊髄をつなげている。	このニューロンは神経インパルスを脳から筋肉に送る。筋皮神経にある束で、脊髄から上腕二頭筋につながっているんだ。	脊髄から神経を伝ってメッセージを受け取り、上腕二頭筋は収縮する。そうやって手をきゅっと熱いお湯から離すんだ。
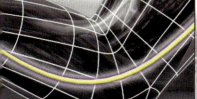	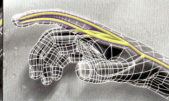	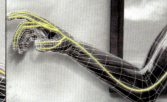	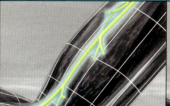	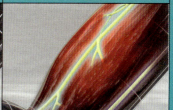

ナノカム・レポート：反射行動

防御システム

いつだって、離脱反射は危険からあっという間に体を引き離してくれる。反射活動では、神経インパルスはニューロンを伝って皮膚のレセプターから脊髄を伝って筋肉に届く。ニューロンの先っぽには筋肉線（繊）維との接合部がある。神経インパルスが接合部を通り抜けると、筋肉は収縮するんだ。

アクソン・ターミナル

神経筋接合部

筋肉線維

筋原線維

最初の反応

- 皮膚にある熱や痛みのレセプターがとても熱いお湯を感じとる。
- レセプターは神経インパルスを作り、感覚ニューロンを伝って脊髄にこれを送る。
- 脊髄では、神経インパルスは運動ニューロンに伝えられる。
- 運動ニューロンはインパルスを上腕二頭筋に送る。筋肉はそれで収縮する。
- 手が引っ込む。

データ・サーチ

- 手の離脱反射にはほんの0.01秒しかかからないんだ。神経インパルスはニューロンを、1秒に100メートルというすごいスピードで伝わるからなんだ。

- 体には650以上の骨格筋がある。この中には上腕二頭筋も入っている。体の40％は骨格筋でできているんだよ。ボディビルダーになると骨格筋の割合はさらに大きくなる。ボディビルダーは筋肉の量がとても多いからね。

- 一番太いところだと、脊髄は指くらいの太さだ。ここから31組の脊髄神経が出ている。感覚ニューロンと運動ニューロンだ。体の隅々までニューロンは伸びているんだよ。

- 生まれたばかりの赤ん坊でも、「生まれつきの」反射があるんだ。生き延びるために必要な反射なんだね。例えば哺乳反射はお母さんのおっぱいを探す反射だ。それに、水の中に入ると自動的に息を止めて、泳ぐような動きをするんだ。1才になるまでにこういう反射は消えてしまうんだよ。

1»
アクソン・ターミナル
運動ニューロンのアクソン（神経線維）の終わりのところ。

神経インパルスが到着する
運動ニューロンの神経の中にある束はなが〜いアクソン、つまり神経線維だ。脊髄から腕の上腕二頭筋に伸びていて、小さな電気信号、つまり神経インパルスを送るんだ。アクソンが筋肉に届くと、これは枝分かれになって平たくなり、ここはアクソン・ターミナルと呼ばれている。アクソン・ターミナルのひとつひとつが別の筋肉線維にくっついているんだよ。

2»
神経筋接合部
アクソン・ターミナルが筋肉線維とくっつくところだよ。

神経と筋肉をつなげるのは
神経筋接合部の中。アクソン・ターミナルと筋肉線維の膜（表面）の間には小さな隙間がある。ここをシナプスと呼ぶんだ。神経インパルスがアクソン・ターミナルに届くと、化学物質が放出される。これが神経伝達物質だ。神経伝達物質はシナプスを移動して、筋肉線維の膜にくっつくんだ。

3»
筋肉線維
長くて筒のようになっている細胞がたくさんあって束になっている。これが骨格筋を作っているんだ。

たくさんのインパルス
神経伝達物質が筋肉線維の膜にぶつかると、これがまた新しいインパルスを作るんだ。インパルスは筋肉線維を伝わっていく。筋肉はたくさんの線維の束でできている。ひとつひとつの線維にはアクソン・ターミナルがくっついている。つまり、反射行動がおきるときは、インパルスはたくさんの筋肉線維に同時に伝わるんだ。

4»
筋原線維
釣り竿のようなつくりになっていて順番に並んでいる。筋肉線維は筋原線維が集まってできているんだ。

やっと収縮する
ひとつひとつの筋肉線維の中には筋原線維が並んでいる。神経インパルスがやってくるとこれが収縮する（縮む）。もっとニューロンが刺激されると、さらにたくさんの線維が短くなり、収縮は強くなる。血液から運ばれてきたグルコースと酸素が収縮のために必要なエネルギー源になっているんだ。

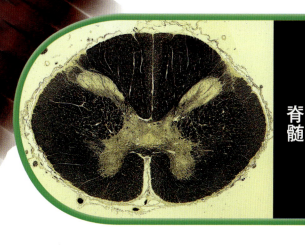

脊髄

脳から背中を伝わって降りてくる脊髄。脳と体の間で情報を伝えるんだ。たくさんの反射も脊髄のおかげなんだ。この図は脊髄を輪切りにしたものだ。上が脊髄の背中側にあたる。チョウチョウのような形の灰白質（ここでは黄色いけど）にはニューロンが入っていて、離脱反射のときには神経インパルスが感覚ニューロンから入ってくる。背中の方から灰白質に入るんだ。そこから運動ニューロンに出て行く。つまり、灰白質の前の方から出て行く。白質（ここでは黒いけど）には神経線維が入っていて、脳とつながっていて情報がここを行ったり来たりするんだ。

午後1時15分 – ハチの一刺し

痛みレセプター

毛のう

神経線維

静脈

動脈

ここはどんなところ？
ナノカムは、ハチに刺されているところを毛のうのところにしがみついて写しているんだ。ハチに刺された直後の出来事を記録しているんだよ。

攻撃されてる！
皮膚は強い防御の膜だ。皮膚が攻撃されると、痛みレセプターが警告信号を脳に送る。本当にやばいときには、きみの防御システムも動き出す。ハチに刺されて毒が注射されたときなんかがそうだ。化学物質を出しあう全面戦争だぞ。

ハチに刺される
ハチのトゲがのこぎりのように皮膚を切り裂き、お腹にある毒袋から化学物質が注入される。トゲと毒袋はキズのところに残ったままだ。ハチはトゲと毒袋を残して飛んでいってしまう。

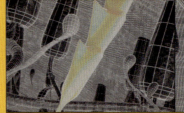

毛のう
きみの体の毛はすべて毛のうから伸びるんだ。深い袋で、皮膚から下に伸びている。体の毛は短いのでハチの一刺しを防ぐことはできないんだ。

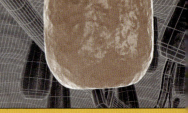

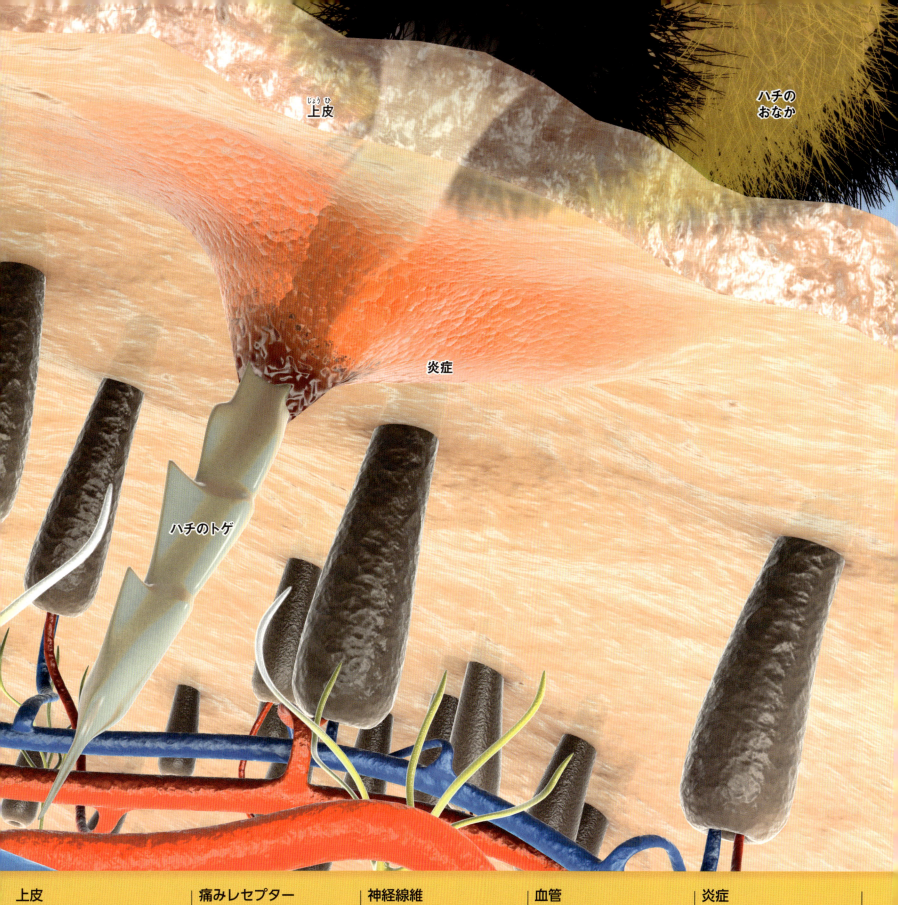

上皮

ハチのおなか

炎症

ハチのトゲ

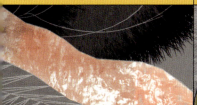

上皮
ハチの一刺しが皮膚の一番上のところを切り裂く。バターを熱いナイフが切り裂くみたいに簡単に。この一刺しのせいで、ばい菌も入り込めるようになってしまうんだ。

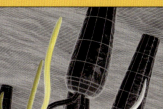

痛みレセプター
皮膚の下に埋め込まれているのが痛みレセプターだ。神経の端っこで、危険なハチの一刺しと毒の注入に反応する。

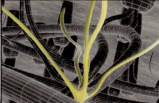

神経線維
痛みレセプターがハチの一刺しを感じ、神経インパルスを送る。猛スピードで神経線維をインパルスが伝わり、それは脳に伝わる。きみが痛みを感じるのはこのときだ。

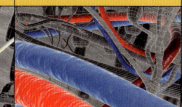

血管
動脈は酸素がいっぱいの血液を皮膚に送る。静脈は酸素の少ない血液をきみの心臓に送り込む。ハチが刺すと、動脈は大きく広がり、傷口への血液の量を増やすんだ。

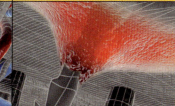

炎症
赤く、はれて、かゆい。これはハチに刺されたときのきみの体が起こしている反応なんだ。血液が余計に流れてくる。その血液がばい菌の殺し屋を運んでくる。それで炎症は治る。ハチの毒もうすめられる。

ナノカム・レポート：ハチの一刺し

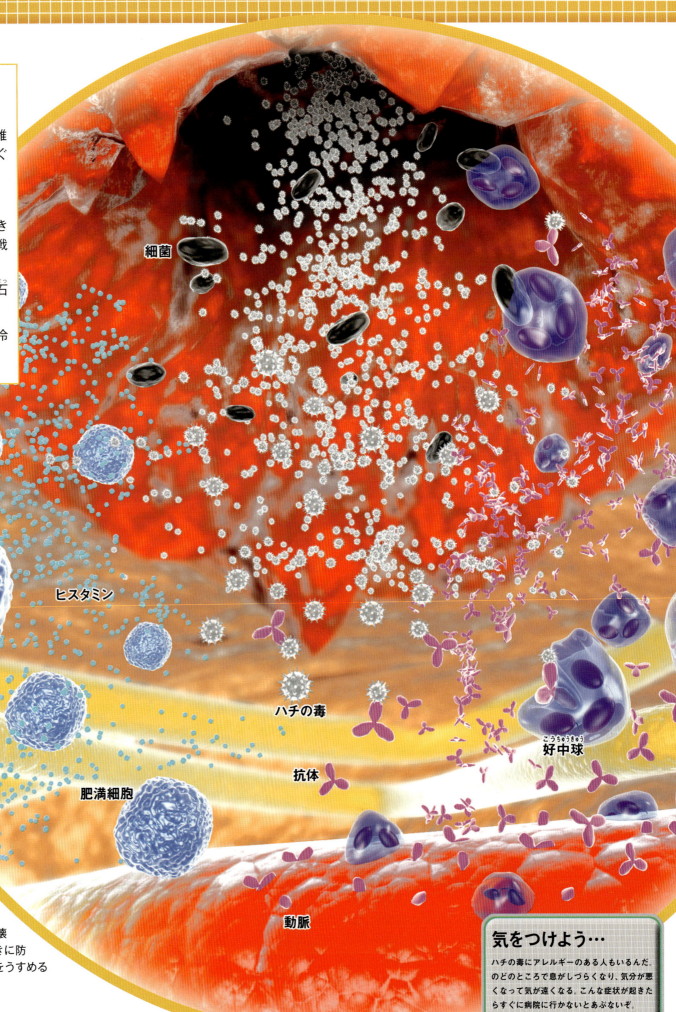

最初の反応
- 緊急信号が脳から筋肉繊維に送られ、ハチのトゲをすぐに抜こうとする。
- 指がトゲをこすりとる。
- 免疫（防御）システムが動き出し、体に入ってきた毒と戦う。
- 刺されたところの皮膚は石鹸と水で洗う。
- 氷を痛いところにあてて冷やす。

防御システム
ハチの毒と組織の破壊が刺されたところの血液の量を増やすんだ。血液の中にあるたくさんの液体がたまって皮膚は腫れ上がる。赤くて、熱くて、腫れてて、痛い。でも、破壊されたところに液体が流れこむときに防御細胞や化学物質が運ばれるし、毒をうすめる効果もあるんだ。

気をつけよう…
ハチの毒にアレルギーのある人もいるんだ。のどのところで息がしづらくなり、気分が悪くなって気が遠くなる。こんな症状が起きたらすぐに病院に行かないとあぶないぞ。

データ・サーチ

- ハチの警告フェロモンは、古い靴下みたいにちょっと似ていて臭い。ハチに刺されないために、養蜂家（ハチを飼っている人）はハチの巣に行くとき何度も服を取り替えて洗い、清潔にするんだ。
- ハチは自然界でとても大事なものだ。蜜を集めるとき、花から花へと花粉を動かす。植物が種を作り、増えることができるのはそのおかげだ。
- ハチは人を刺すと死んでしまう。トゲと毒袋が体からとれてしまうからだ。スズメバチは何度も刺すことができるんだけどね。
- 関節炎という病気のある人にハチの毒が効くんじゃないかって考える人もいるんだ。代替医療という治療を専門にする人たちだよ。腫れている関節をわざとハチに刺させて、痛みや腫れや赤みを減らそうとするんだって。

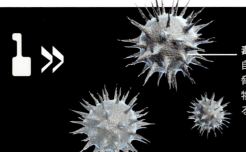

1» 毒液
自分を護ったり、獲物を脅かしたりするのに動物が毒を使うことがあるんだ。

毒の侵入
鉢が刺した場所で、「かえし」のついた針がのこぎりのように皮膚にくいこんで離れない。同時に毒液がハチの毒袋から出てきて、傷の中に直接入っていく。毒の有害物質がすぐに痛みをおこし、組織を破壊する。

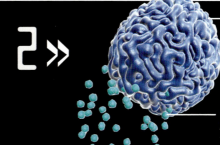

2» 肥満細胞
組織にある細胞で、ケガをしたり毒が入ってきたときに、防御化学物質を出すんだ。

ヒスタミン
肥満細胞から出される化学物質で炎症をおこすんだよ。

血液の軍隊が活動する
ハチの毒の効果で組織が破壊されると、免疫システムの肥満細胞がヒスタミンという化学物質を放出する。そのため血管が広がり、外に液体が漏れやすくなる。血液が流れる量が増え、好中球や抗体がハチが刺されたところにたくさんやってくる。

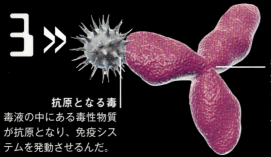

3» 抗原となる毒
毒液の中にある毒性物質が抗原となり、免疫システムを発動させるんだ。

抗体
免疫システムが作るタンパク質。決まった物質にくっつくんだよ。

抗体の攻撃
ハチの毒液が見つかると、体の免疫システムが抗体という化学物質を出すんだ。アルファベットのYの形をした分子だよ。血液に運ばれて刺された場所に行き、ハチの毒だけを狙い撃ちにするんだ。毒の抗原にくっついて毒が効かなくなるようにするんだ。

 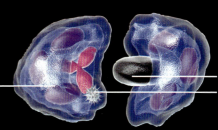

4» 好中球
一番よくあるタイプの白血球なんだ。

細菌と毒の抗原
侵入者たちは好中球に飲み込まれるんだ。

腹ペコ好中球が侵入者を食べてしまう
くっついたばかりの抗体と抗原の毒は、好中球に狙われて食べられてしまうんだ。でもそればかりじゃないんだ。ハチの刺した皮膚のキズから細菌が入ってくるんだ。細菌は分裂して増える。毒を作って感染症の原因になる。ラッキーなことに、刺されたところに好中球が誘導され、細菌を包み込んで食べてしまう。これで「お掃除大作戦」はおしまい、ってわけさ。

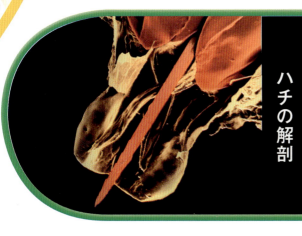

ハチの解剖

17.5倍に拡大したハチのおしりの図だよ。蜂が刺すところの解剖図を部分的に見せているんだ。ハチが誰かを刺すと、筋肉がトゲを押し引きして、ノコギリのように皮膚を突き刺す。刺すときにトゲはハチから抜ける。毒の入った袋も一緒に抜ける。トゲは皮膚深く突き刺さり、毒はキズの中に押し込まれる。

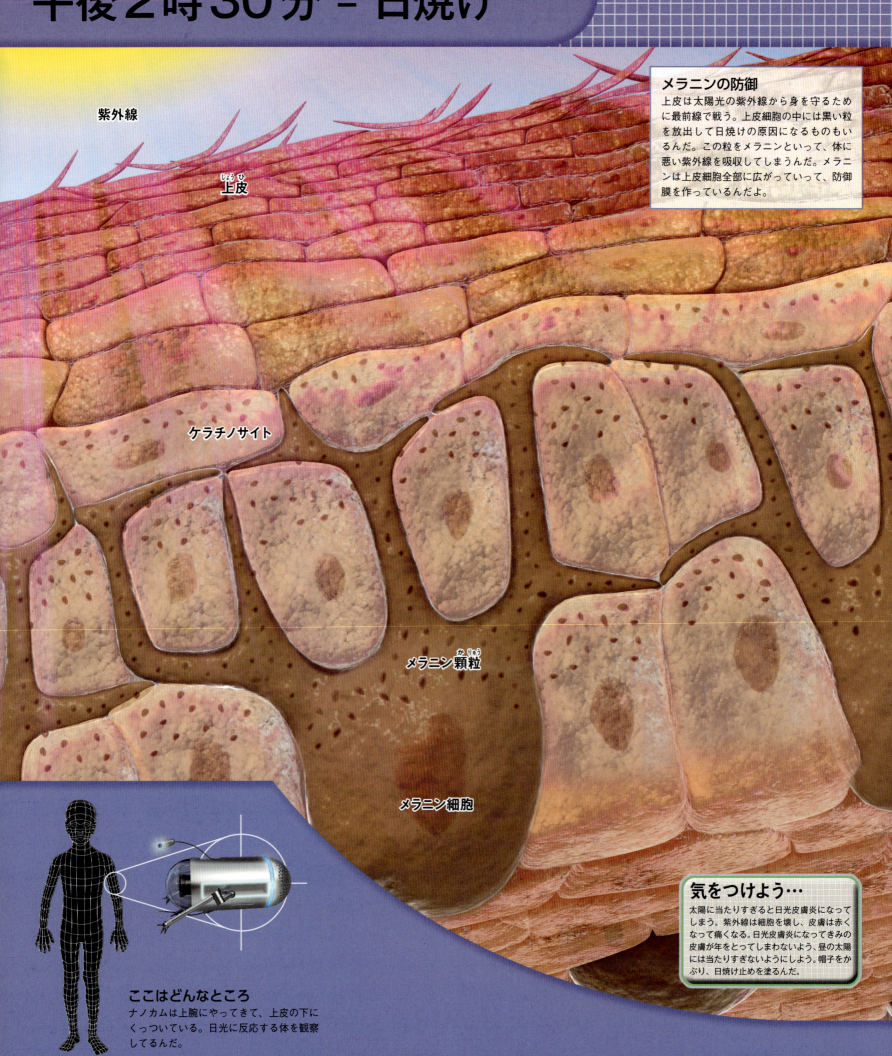

ナノカム・レポート

皮膚に当たる日光

太陽光には目に見える光（可視光線）、ぽかぽか温まる赤外線、それから紫外線がある。紫外線は皮膚に害を起こすことがある。やけどやシワの原因になったり、皮膚細胞のDNA（遺伝の設計図）を壊したりするんだ。上皮は皮膚の一番外側にあるけど、体をおおって紫外線とかから体を守ってくれているんだ。

最初の反応

- 太陽の熱で温かいと皮膚が感じるのは、レセプターが反応して、脳に信号を送るからなんだ。
- 日光から守ってくれるメラニンという粒をたくさんつくるんだ。
- メラニンが上皮で増えて、日焼けして黒くなる。

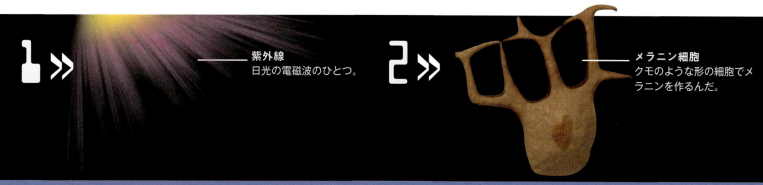

1 》 紫外線
日光の電磁波のひとつ。

2 》 メラニン細胞
クモのような形の細胞でメラニンを作るんだ。

紫外線が上皮に届く
日光が皮膚に当たるとき、紫外線は上皮を通り抜けることができる。細胞の間や細胞の中を通り抜けるんだ。上皮の一番上にある細胞は死んで平たくなっている。奥の方にある細胞はまだ生きている。その深いところにある細胞の中に色素を作るものもいる。メラニン細胞だよ。

メラニン作りが活発になる
メラニン細胞は「黒い細胞」という意味なんだよ。化学反応が起きて黒茶色の色素、メラニンが作られる。メラニンは肌の普段の色も作っているんだけど、もっと大事なのは危険な紫外線を吸収するってことだ。メラニン細胞に紫外線が当たると、メラニンはいつもより黒くなる。メラニンはもっと素早くもっとたくさん作られるようになる。

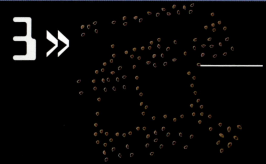 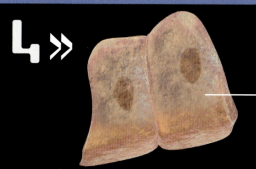

3 》 メラニン顆粒
メラニン細胞の中にあるメラノソームというところで作られる。

4 》 ケラチノサイト
これは普通の上皮細胞でメラニン細胞よりもずっとたくさんあるんだ。

メラニンは前線に運ばれる
紫外線に刺激されて、いつもよりたくさんのメラニンが作られる。メラノソームというメラニンを作る小さな「袋」で作られるんだ。メラニンがいっぱいになったメラノソームはメラニン細胞の「脚」をつたって移動する。メラノソームはとなりにあるケラチノサイト（普通の上皮細胞）の間を通りぬけ、メラニン顆粒をどんどん送り出す。

防御膜ができる
ケラチノサイトひとつひとつの中で、黒いメラニン顆粒が集まってかたまり、細胞核の上で防御膜を作る。細胞核にはDNAが入っている。上皮の底の方にあるケラチノサイトはいつも分裂して上に移動し、フケになってとれてしまう皮膚細胞の埋め合わせをしているんだ。そのときメラニンを運んで上に持っていくので、皮膚の表面は日焼けするっていうわけだ。

データ・サーチ

- 皮膚の色はメラニン、カロテン（黄色っぽいオレンジ色の顆粒）からできていて、血液がピンクっぽい色を作っている。
- みんなのメラニン細胞の数は同じなんだ。しかし、肌の色が濃い人のメラニン細胞は肌の色が薄い人よりもたくさんメラニンを作るんだ。
- ほんの少しでも日光は皮膚のビタミンDをたくさん作らせる。このビタミンは食べ物からカルシウムを小腸から吸収するのに必要だ。カルシウムは骨や歯の健康に必要なんだ。

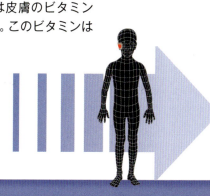

コラム：病原体、寄生生物

毎日、ぼくらの体は病原体（病気を起こす侵入者）寄生生物（別の生き物の中や表面で生きている）から攻撃されている。寄生生物は寄生先のおかげで生きているんだ。

なにが病原体とか寄生生物と決めるのかというと、実は両者はかぶっていたりする。寄生生物も病気を起こすし。病原体は小さな生物、たとえばウイルス（感染力のある化学物質で生物ではない、という人もいるよ）、細菌（一つの細胞でできている生物で、毒を出して病気を起こすのもいる）、原生生物（大きな一つの細胞でできている生物で、たいていは病気をおこさない）などだ。さて、寄生生物は普通もっと大きい寄生真菌（カビ）とかサナダムシのことを呼ぶ（ことが多い）。

細菌は地上の生き物の中でもっとも小さくてもっとも多い。ほとんどはぼくらの体には害がなくて、ぼくらの役に立つ細菌だっているんだ。

ウイルスは全部病原体だ。生きた細菌、植物、動物の細胞に侵入しないと自分たちを増やせないから。

○ 透過型電子顕微鏡写真130万倍

風疹

この写真は風疹ウイルス（三日ばしか）の断面図だ。この図を見ると、どのウイルスも持っている基本的な構造を見ることができるんだ。外側の防御蛋白の「服」（黄色）は遺伝物質（赤と紫）の鎖を囲んでいる。遺伝物質はもっとたくさんのウイルスを作る設計図を持っている。空中にある飛沫（みずしぶき）がウイルスを広げる。ウイルスは軽いブツブツ（皮疹）を作るんだけど、妊娠した女の人がかかると、おなかの赤ちゃんに危険があるんだ。子供のワクチン接種が定期化されたおかげで風疹はいまとなっては珍しい病気なんだよ。

○ 透過型電子顕微鏡写真10万7千倍

水痘

ウイルスは増えるのに生きた細胞に侵入しなければいけない。細胞に入ると、遺伝物質が細胞をのっとって、自分たちのコピーをたくさん作るんだ。増えたウイルスは細胞から飛び出して、また別の細胞に感染する。これは新しくできた水痘・帯状疱疹ウイルスの写真だ。水ぼうそうというかゆいブツブツを作る病気を起こす。ウイルスには外膜（緑）があり、その一部は侵入した細胞からとってきたものだ（右下にあるのが細胞）。自分の体の一部が使われているせいで、体の防御システムにウイルスは見つかりにくいんだ。

○ 透過型電子顕微鏡写真5万1千倍

百日咳

Bordetella pertussis の切断面をみせている写真だ。人の病気を起こす細菌のひとつだよ。百日咳という病気の原因だ。感染した飛沫を吸い込むとかかるんだ。棒のような形の細菌は髪の毛のようなせん毛を使う。せん毛は細菌の周りを取り囲んでる。これが呼吸器の細胞にくっつくんだ。それから百日咳菌は毒を出す。この病気の特徴、「吠えるような」せきが出るんだ。子供がかかると危険なんだけど、ワクチン接種でこの病気は減ったんだ。

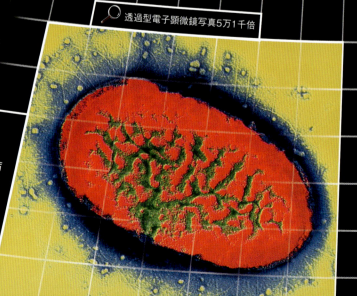

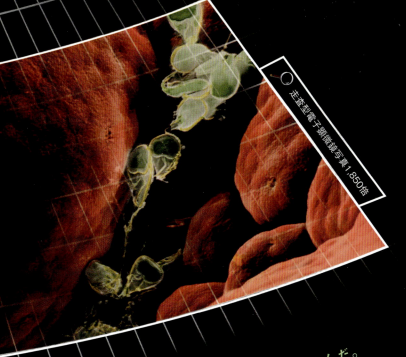
走査型電子顕微鏡写真 1,850倍

ジアルジア症

小腸の絨毛にそってまいでいるのが洋梨のような形の原生生物、*Giardia lamblia*だ。感染したウンチで汚染された食べ物を食べたり水を飲んだりして感染する。小腸につくと、吸盤（緑）を使って腸の壁に取り付くんだ。そのせいでお腹が痛くなり、ひどい下痢を起こす。これがジアルジア症だ。薬で治療できるんだよ。

真菌は植物でも動物でもない。
真菌にはキノコやパンカビ、寄生生物もいるんだ。

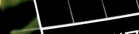
走査型電子顕微鏡写真 3,135倍

スポーツマンの足

ほとんどの真菌（カビ）は菌糸からできている。長い糸で、食べ物の中を通り抜けていく。そこから栄養分を食べて吸収している。死んだり腐ったりした生物に取りつくことも多い。この白癬菌のように、生きているものにとりつく真菌もいるんだ。この菌は足の指の間で痒みや痛みを起こす。「スポーツマンの足」というあだ名もあるんだよ。湿って温かいところが好きなんだ。この菌糸（緑）は皮膚の細胞を食べている。栄養を受けた体（オレンジ）は胞子を出して、病気は広がっていく。足をキレイにしたり、抗真菌クリームやパウダーを使ったら病気は治って一安心だ。

条虫は毎日100万も卵を生む。
そして、寿命は20年以上もあるんだ。

サナダムシ

長くてリボンみたいな寄生虫で、腸の中に住んでいる。ここでのたうちまわって消化しかけの食べ物を吸いとっているんだ。長さは5メートル以上になることもあり、サナダムシ全部を見るのは難しい。ここでは頭節、頭の部分が見えている。吸盤とカギがついていて、腸の壁に食いついて離れないようにしている。サナダムシの中がタマゴでいっぱいになると、片節（ふし）がウンチに出される。サナダムシの幼虫に感染した豚や牛を食べると、ヒトにサナダムシが感染する。先進国は衛生状態がよいから、サナダムシ感染はめったにないんだ。

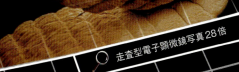
走査型電子顕微鏡写真 28倍

訳注：
このページの病原体とか寄生生物については、専門家によって違う意見もあるから注意しないといけないね。

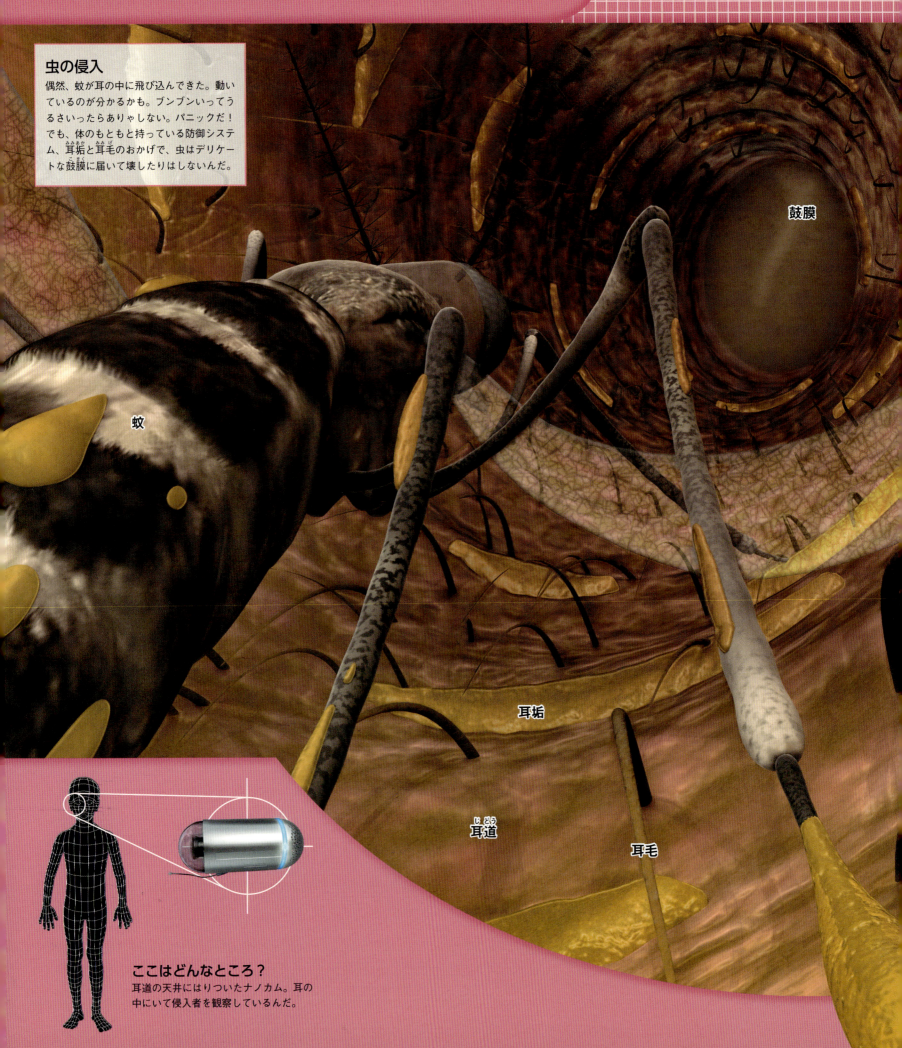

午後3時40分 – 耳に侵入（しんにゅう）する

虫の侵入
偶然、蚊が耳の中に飛び込んできた。動いているのが分かるかも。ブンブンいってうるさいったらありゃしない。パニックだ！でも、体のもともと持っている防御システム、耳垢と耳毛のおかげで、虫はデリケートな鼓膜に届いて壊したりはしないんだ。

鼓膜

蚊

耳垢

耳道（じどう）

耳毛

ここはどんなところ？
耳道の天井にはりついたナノカム。耳の中にいて侵入者を観察しているんだ。

ナノカム・レポート

守ってくれる耳垢

きみの耳は、音を感じ取る器官だ。耳の出口には耳たぶがついていて、ここから耳道につながる。耳道は音波を伝えて鼓膜に届く。鼓膜には小さな骨が付いている。骨は振動を耳の一番奥にあるセンサーに伝える。耳道の裏打ちをしているのは皮膚で、耳道は耳垢が、入ろうとしてくる虫を洗い流してくれる。

最初の反応

- 耳道の裏打ちをする皮膚には触覚センサーがついている。だから蚊が入ってきても気がつき、脳にメッセージを送るんだ。
- 蚊の羽ばたき音を耳が感じ取る。嫌な感じがするんだ。
- 頭は一方に傾いて振られる。虫を振り落とすためだ。

1 »

メスの蚊 — 皮膚を貫いて人の血を吸うんだ。

耳道 — 長さは2.5センチメートル、耳から鼓膜まで続いている。

耳への侵入者

血を吸い取ろうと、メスの蚊が耳たぶにたどりついた。耳道のすぐ近くだ。ほとんどの虫はこれ以上耳に入っていかないけど、この蚊は偶然暗いトンネルのような耳道を見つけたんだ。この感じやすいところは今や危機の下にあるんだ。

2 »

耳垢 — 滑らかにする分泌物で、耳道をきれいにしてくれてるんだ。

ネバネバの罠

耳道の外側にある皮膚の分泌腺からロウのような耳垢が作られる。アブラっぽい皮脂、汗、フケからできた耳垢はネバネバしている。蚊が耳道を移動しようとするとき、この粘っこい耳垢に捕まってしまう。蚊の足はくっついてしまい、蚊はどこにも動けない。

3 »

耳毛 — 耳道の皮膚の毛のうから生えている。

動きが邪魔される

耳垢を作るだけじゃない。耳の穴の皮膚には短い毛が生えている。毛は蚊の長い足にからみつく。蚊が先に進めないよう、ひどくじゃまをするんだ。たくさんの体の防御機能がいっしょに協力する。虫は困ってしまうってわけだ。

4 »

鼓膜 — 耳道と中耳を分けるぴんと張った膜。

羽音が脳に届く

昆虫は羽を動かす。逃げようとしてるんだ。すごいスピードで振動が起きる。音の波だ。それで鼓膜も震える。振動は内耳に伝わる。内耳は信号を脳に送る。それでうるさい羽音が聞こえるってわけ。脳は反応し、頭を強くふれと命令する。蚊は羽をばたつかせながら外に飛び出すのさ。

データ・サーチ

- 指や綿棒なんかを耳に突っ込んで虫を取り出そうとするのは危ないよ。虫はもっと奥に押されて鼓膜を壊してしまうかもしれないんだ。
- 耳垢の色はいろいろだ。黄色、オレンジ、ねずみ色、茶色など。湿っている人もカサカサの人もいる。
- 毎日新しい耳垢が古い耳垢を外に押し出している。小さすぎて見えないんだけど、古い耳垢の固まりはしゃべったり、あくびをしたり、物を噛んだりするときに落ちているんだ。
- ハサミムシのことを英語で「盗み聞き虫（earwigs）」っていうんだけど、昔の人は寝ている人の耳から脳にこの虫が入っていくと信じていたんだ。ラッキーな事に、これはウソさ。安心して、よく眠れるね。

午後4時30分 — アドレナリン

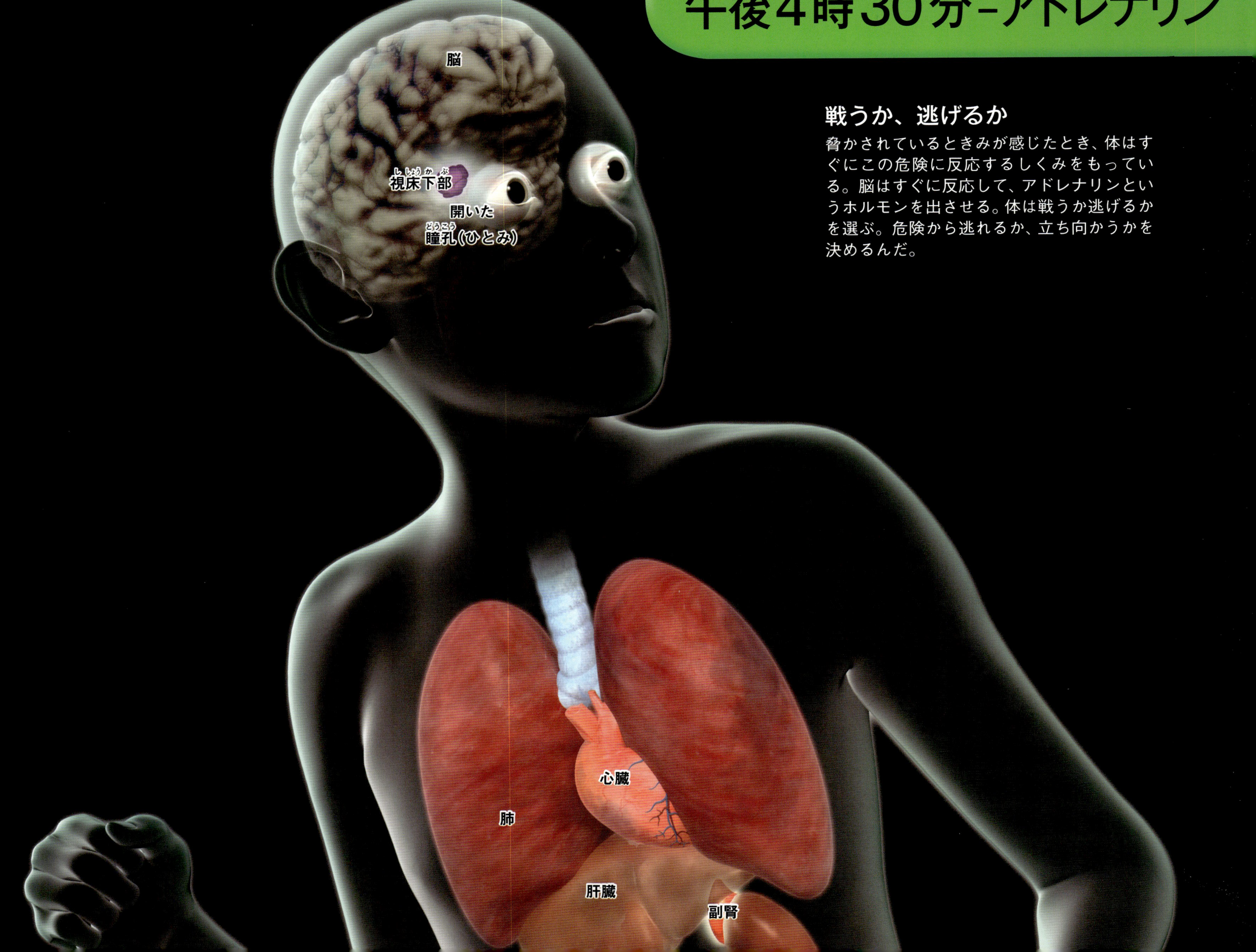

戦うか、逃げるか

脅かされているときみが感じたとき、体はすぐにこの危険に反応するしくみをもっている。脳はすぐに反応して、アドレナリンというホルモンを出させる。体は戦うか逃げるかを選ぶ。危険から逃れるか、立ち向かうかを決めるんだ。

脳

視床下部

開いた瞳孔（どうこう）

副腎

心臓

肝臓

肺

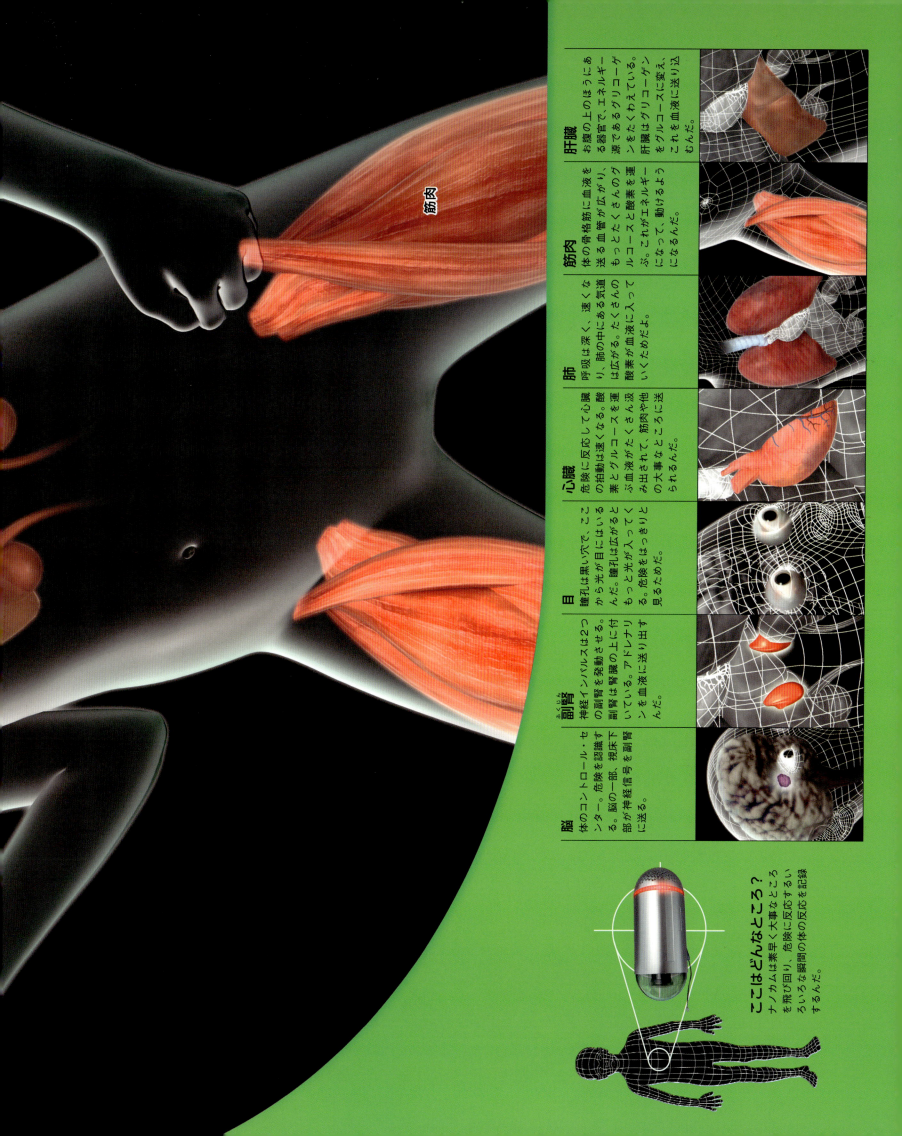

筋肉

肝臓	お腹の上のほうにある器官で、エネルギー源であるグリコーゲンをたくわえている。肝臓はグリコーゲンをグルコースに変え、これを血液に送り込むんだ。
筋肉	体の骨格筋に血液を送る血管が広がり、もっとたくさんのグルコースと酸素を運ぶ。これがエネルギーになって、動けるようになるんだ。
肺	呼吸は深く、速くなり、肺の中にある気道は広がる。たくさんの酸素が血液に入っていくためだよ。
心臓	危険に反応して心臓の拍動は速くなる。酸素とグルコースをたくさん含む血液がたっぷり送み出されて、筋肉や他の大事なところに送られるんだ。
目	瞳孔は黒い広い穴で、ここから光が目にはいるんだ。瞳孔は広がるともっと光が入ってくる。危険をはっきり見るためだよ。
副腎	神経インパルスは2つの副腎を発動させる。危険を認識する。脳の一部、視床下部が神経信号を副腎に送る。副腎は腎臓の上に付いている。アドレナリンを血液に送り出すんだ。
脳	体のコントロール・センター。危険を認識する。脳の一部、視床下部が神経信号を副腎に送る。

ここはどんなところ？

ナノカムは素早く回り、危険に反応するいろいろな体の反応を記録するんだ。

ナノカム・レポート: アドレナリン

防御システム

脅かされると、体の中は素早く変化して、強く、速く、そして危機にすぐ対応できるようになる。カギとなるのは、心臓だ。アドレナリンと神経系に刺激され、心臓の拍動は速くなり、筋肉と脳に送られる酸素の量は増える。体は危険に立ち向かったり逃げたりすることができるようになる。

500倍

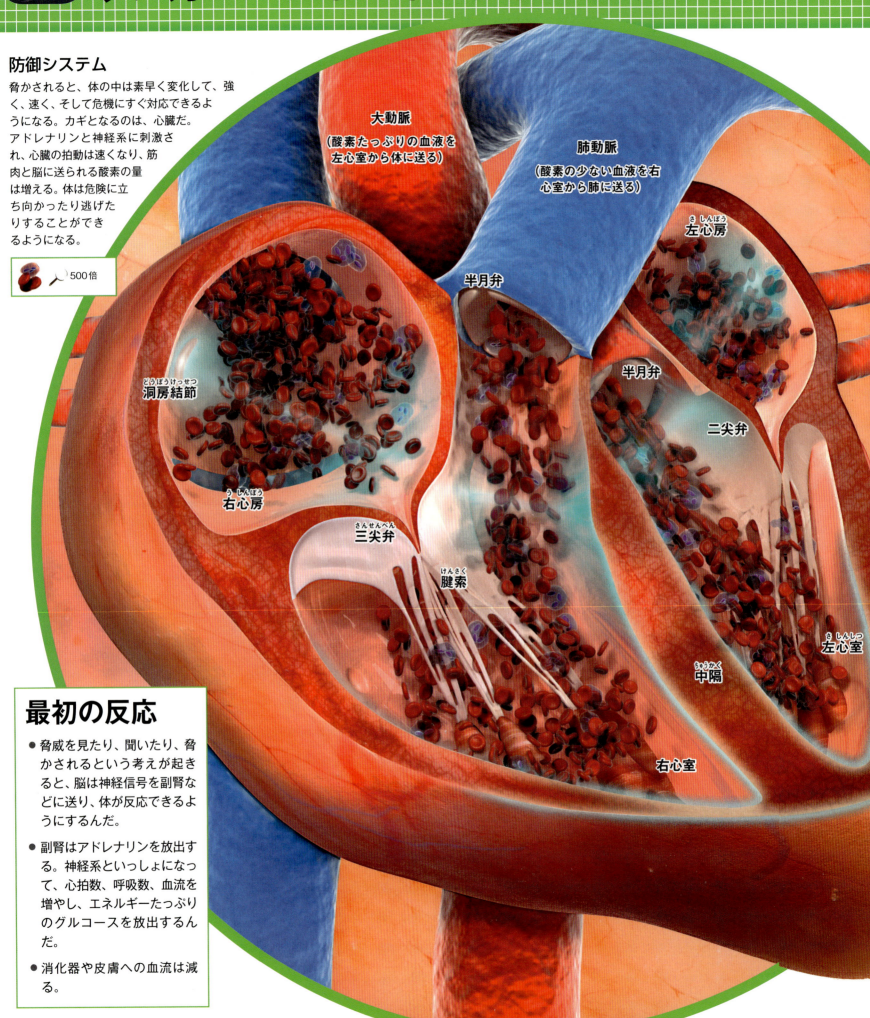

大動脈（酸素たっぷりの血液を左心室から体に送る）

肺動脈（酸素の少ない血液を右心室から肺に送る）

左心房
半月弁
半月弁
二尖弁
洞房結節
右心房
三尖弁
腱索
左心室
中隔
右心室

最初の反応

- 脅威を見たり、聞いたり、脅かされるという考えが起きると、脳は神経信号を副腎などに送り、体が反応できるようにするんだ。
- 副腎はアドレナリンを放出する。神経系といっしょになって、心拍数、呼吸数、血流を増やし、エネルギーたっぷりのグルコースを放出するんだ。
- 消化器や皮膚への血流は減る。

データ・サーチ

- 目の前にある危機を見たり聞いたりだけが「戦うか逃げるか」反応を起こすわけじゃない。テストを受けて考えたり、歯医者に行くという、あまりぱっとしないことでも起きるんだ。
- 毎日心臓は10万800回も拍動する。人生では平均27億回。全然休憩なんてしないんだよ。
- 体の血液量は5リットル。心臓は毎分同じ量の血液を押し出している。毎日1万5千リットルもの血液が心臓を通っている。風呂桶100個分だよ。
- 心拍数の「正常な」速さは一分間で70回だ。でも、とても怖がったりすると毎分180回にまで増えるんだ。

洞房結節
ここはペースメーカーで心拍を始めて、コントロールしているんだ。

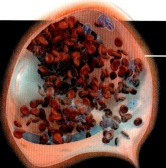

心房
左と右に2つある心臓の上側の部屋。

ペースを決める
心臓の右心房の壁にあるのが洞房結節だ。ペースメーカーで、心拍数を決めている。電気信号を送ると、これは心臓の筋肉の壁全体に伝わっていく。アドレナリンが血液に流れ込み、神経信号が脳から送られるとペースメーカーはもっと速く発火するようになる。

上にある部屋が働いている
酸素が少ない血液は体から右心房に運ばれ、酸素がたっぷりの血液は肺から左心房に運ばれる。ペースメーカーからの電気信号は2つの心房の壁を伝わり、心筋の収縮が起きる。心房は一緒に収縮し、血液を絞り出して下にある心室に送り込む。

心室
左と右に2つある心臓の下側の部屋。

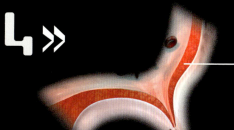

弁
血液が心室から心房に逆流するのを防いでいる。

心室は血流を速くする
心房が収縮するとすぐに、ペースメーカーの信号は心室に届く。危機になると、活動が高まったペースメーカーは心室をいつもより速く収縮させる。左心室は酸素たっぷりの血液の流れをすごく速め、筋肉に血液を送る。右心室は血液を肺に送るんだ。

弁はばちんと閉じる
どんなに心臓が速く拍動しても、弁があるから血流は逆流しない。心室が収縮するとき、弁は閉じて血液は逆向きに流れないんだ。他にも弁があって、肺動脈や大動脈から心室に血液が戻ってこないようになっている。弁がばちんと閉じると、心音がなる。聴診器でこれを聞くことができるんだよ。

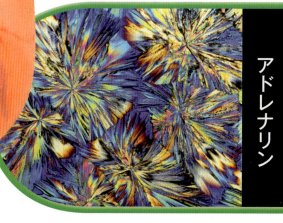

アドレナリン
この顕微鏡写真（11倍）はアドレナリンというホルモンの結晶だ。血液には少しだけいつもあるんだけど、体が脅かされているときは、大量のアドレナリンが副腎から血液に流れ込む。交感神経系の信号に反応して起きるんだ。交感神経系は体に動け、と命令するんだよ。救急医療では、医者がアドレナリンを使って止まった心臓を動かしたり、虫に刺された反応で命が危ないときに治療したりするんだ。

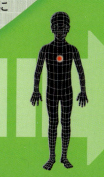

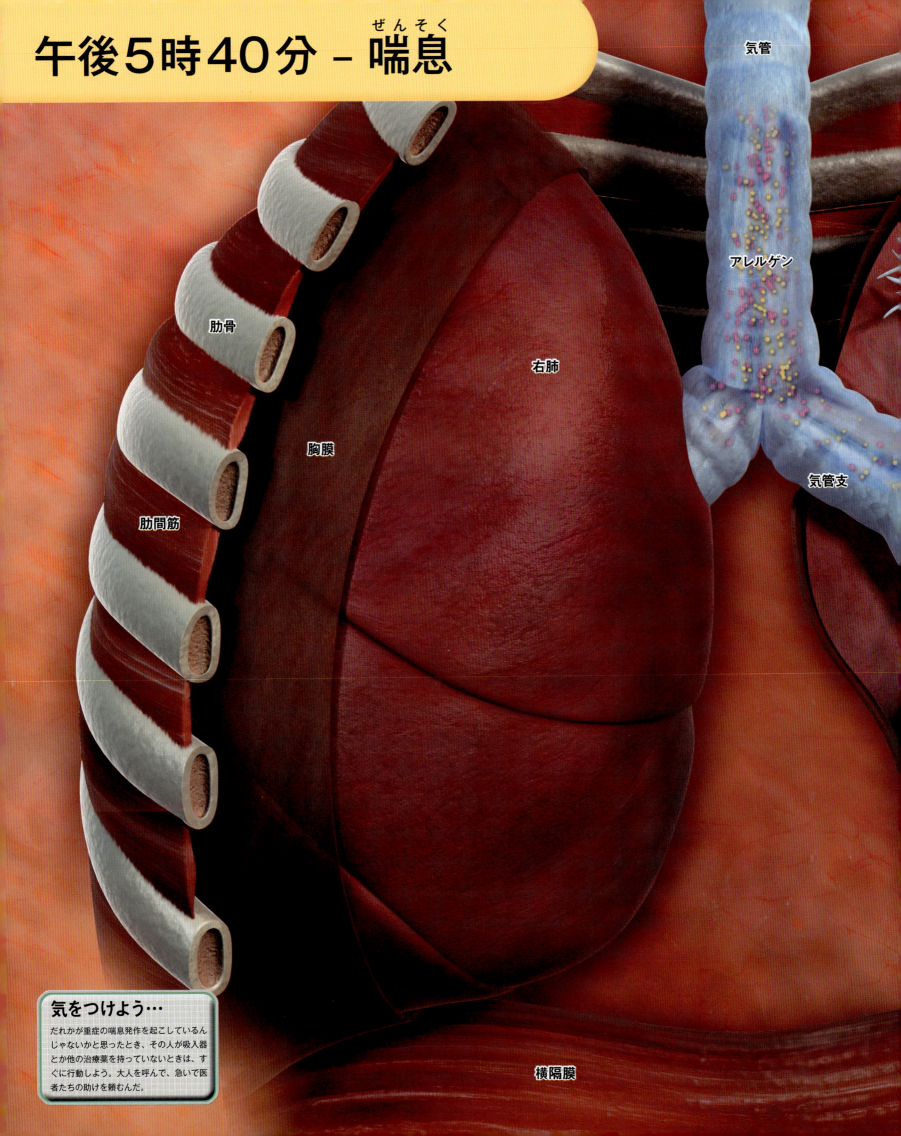

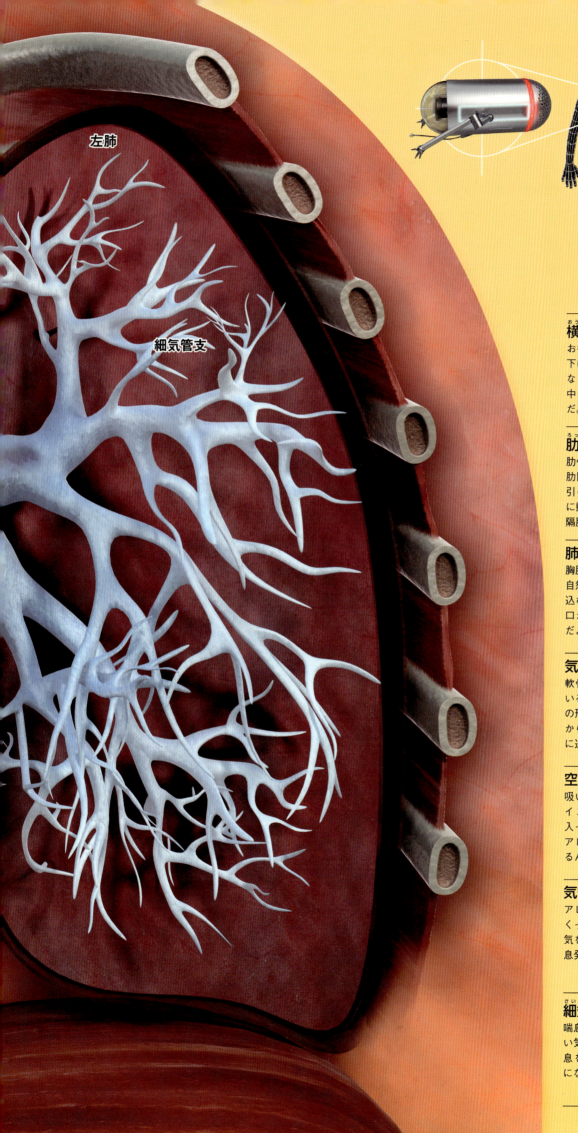

左肺

細気管支

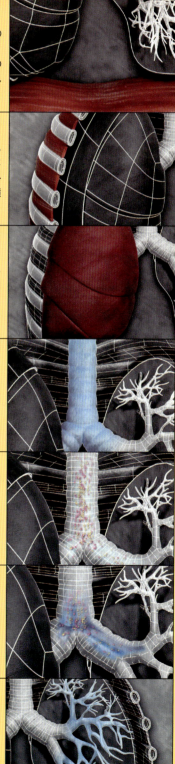

狭くなった気道

息を吸い込むときに大小のいろいろな粒子も入ってくる。こうした粒子にアレルギー反応を起こす人もいる。これが喘息発作だ。肺の気道が狭くなり、息が切れて、ヒューヒューなるんだ。

ここはどんなところ？

かぎ爪でしっかりつかまっているナノカム。緊急インジケーターが光っている。肺に起こっていることを観察しているんだ。

横隔膜
お椀の形をした筋肉で肺の下にある。収縮すると平たくなって、空間が増える。胸の中にある圧力は低くなるんだ。

肋間筋
肋骨と肋骨をつないでいる。肋間筋が収縮すると肋骨は引っ張られて上に、そして外に動く。やっていることは横隔膜とおんなじだ。

肺
胸腔の圧が低くなると、肺は自然に膨らんで、空気を吸い込むんだ。そうすると、鼻と口から空気が入ってくるんだよ。

気管
軟骨のわっかで強化されているからつぶれないんだ。管の形をしていて、空気をのどから下に運び、2つの気管支に送るんだ。

空気とアレルゲン
吸い込んだ空気には花粉やイエダニのフンなんかが入っている。こういうものにアレルギーを起こす人がいるんだ。

気管支
アレルゲンが気管支の壁にくっついている。気管支は空気を肺に運ぶんだ。ここで喘息発作が引き起こされる。

細気管支
喘息発作が起きると、この細い気管支はもっと狭くなり、息をするのがどんどん大変になるんだ。

ナノカム・レポート：喘息

防御システム

喘息発作が起きると、体の防御システムはやりすぎてしまう。普通は害がない物質（アレルゲン）に反応しすぎるんだ。それで肺の中の気道（気管支と細気管支）は腫れ上がり、狭くなり、ところどころで粘液で塞がれてしまう。空気の流れは悪くなり、息をしづらくなり、ヒューヒュー言うようになる（喘鳴）んだ。

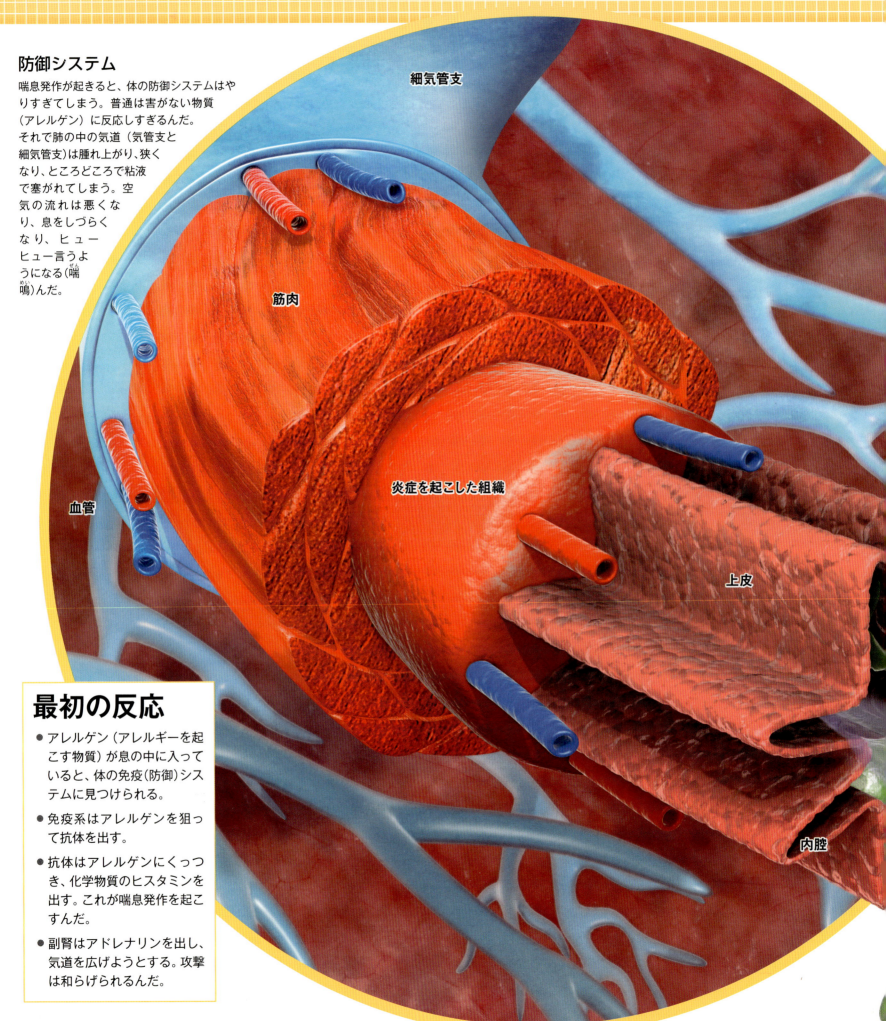

細気管支 / 筋肉 / 血管 / 炎症を起こした組織 / 上皮 / 内腔

最初の反応

- アレルゲン（アレルギーを起こす物質）が息の中に入っていると、体の免疫（防御）システムに見つけられる。
- 免疫系はアレルゲンを狙って抗体を出す。
- 抗体はアレルゲンにくっつき、化学物質のヒスタミンを出す。これが喘息発作を起こすんだ。
- 副腎はアドレナリンを出し、気道を広げようとする。攻撃は和らげられるんだ。

データ・サーチ

- 空中に漂うアレルゲンが喘息発作を引き起こす。花粉、カビの胞子、イエダニのフン、フケ、ペットの猫や犬の毛なんかもアレルゲンになる。
- 大人になって始まる喘息はアレルゲンだけで起きないことが多い。運動、冷たい空気、タバコ、大気汚染、ストレスなんかが発作の原因になる。
- 喘息をもつ人たちは、しばしば吸入器を使って呼吸を調整しているんだ。吸入器からはきちんと測った量の薬が直接気道に送られる。すぐに気管支拡張剤（回復剤）が平滑筋（へいかつきん）を広げて、気管支や細気管支を大きく広げる。長い間の予防には、皮質ステロイド（予防薬）を使って粘液や炎症を減らすんだ。

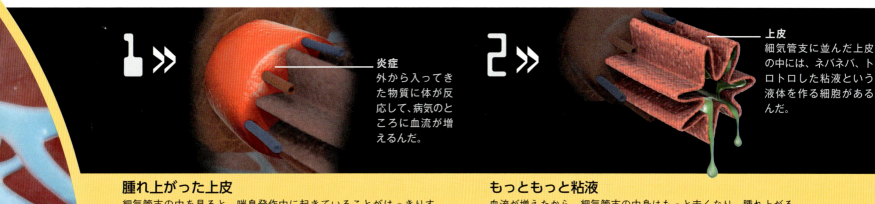

1» 炎症 — 外から入ってきた物質に体が反応して、病気のところに血流が増えるんだ。

2» 上皮 — 細気管支に並んだ上皮の中には、ネバネバ、トロトロした粘液という液体を作る細胞があるんだ。

腫れ上がった上皮
細気管支の中を見ると、喘息発作中に起きていることがはっきりする。アレルゲンがヒスタミンを放出させると、最初に起きるのは炎症だ。血管が広がり、血流が細気管支に増えて、外に漏れやすくなる。細気管支の壁は水でいっぱいになっちゃうんだ。

もっともっと粘液
血流が増えたから、細気管支の中身はもっと赤くなり、腫れ上がる。炎症は細気管支上皮の特殊な細胞を刺激し、粘液がたくさん作られる。粘液は普通は少ししか作られない。空中のホコリなんかの粒子を捕まえてくれるんだ。

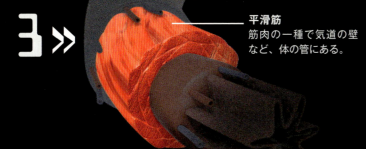

3» 平滑筋 — 筋肉の一種で気道の壁など、体の管にある。

4» 内腔 — 細気管支の中心にある空間。

つぶれた細気管支
細気管支の周りをぐるぐるまきになっている平滑筋細胞。平滑筋は不随意筋（ふずいいきん）だ。体を動かす骨格筋と違って、平滑筋が収縮するかどうかきみが決めることはできないんだ。アレルギー反応でヒスタミンが放出されると、平滑筋は収縮し、内部はつぶれてしまう。

狭い気道
炎症と平滑筋の収縮が重なると、細気管支の内腔は小さくなる。ネバネバした粘液が内腔を詰めてしまうとさらに気道は狭くなる。息が苦しくなり、空気の流れは悪くなる。そのうち、体はアドレナリンを出して気道を開こうとする。吸入器もすぐに効くんだ。

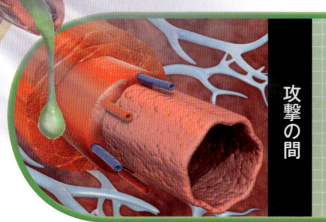

攻撃の間

この図は肺の細気管支の切断面だ。喘息発作と発作の間はこんな感じだ。喘息のない人もこんな感じだ。細気管支の壁にある筋肉はゆるんでおり、細気管支の内腔はとても広い。細気管支の上皮は腫れておらず、大量の粘液もない。健康だと、細気管支の広い内腔を空気が自由に行き来する。ヒューヒューもしないし、息も苦しくない。

粘液

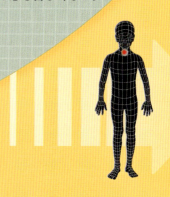

コラム：外側の防御

体はいつだって攻撃にさらされている。病気を起こす細菌、ウイルス、真菌、その他の微生物が病気を起こす。

このような驚異と戦うのが体の免疫系だ。その外側の防御は物理的、化学的、それから生き物の防御もあって、侵入者が体の中に入るのを防いでいる。物理的な防御には、皮膚や膜がある。膜は口とか気管といった内腔を裏打ちしている。化学的な戦力はだ液、涙、粘液、それに胃酸だ。生き物の防御には「友達の」細菌がいて、大腸に住んでいるんだよ。

毎日、ぼくらは1リットルくらいのだ液を口の中に出しており、2リットルの胃酸を胃に流し込んでいる。

ウンチの50％は細菌でできている。だから、トイレにいったら手を洗わなきゃいけないんだ。

走査型電子顕微鏡写真800倍

胃酸

有害なときも無害なときもあるけど、細菌は食べ物や飲み物に乗って胃に入ってくる。さあ、びっくりだ。何百万もの胃の小さな穴は深い胃腺につながっている。ここから胃酸が出てくる。とても強い塩化水素が入っていて、胃に流れ込む。酸は生きている細菌はほとんど全部殺してしまうんだ。

だ液

つばとも呼ぶけど、この液体にはたくさんの目的がある。3組の唾液腺から口の中に流れ出す。この写真では唾液腺の腺房が見えている。だ液を作る細胞の集まりで、周りを中央管が取り囲んでいる。ここからだ液が口に流れる。だ液は自然に口をきれいにし、化学物質のリゾチームが入っている。これが細菌を殺すんだ。アルカリ性で、歯の細菌が出す酸を中和する。だ液は食べ物を湿らせて飲み込みやすくするんだ。

走査型電子顕微鏡写真1,625倍

結腸の細菌

消化系には1,000億もの細菌がいて、重さにして約2kgだ。ほとんどは結腸に住んでいる。結腸は大腸の主役で、消化管の最後のところにあり、老廃物は加工されて体の外に出される。細菌（薄紫色）が結腸（茶色と紫）の上皮にくっついているのが見える。ほとんどの結腸の細菌は無害だし、害のある細菌がやってきて病気を起こすのを防いでくれるから、役に立っているといえるんだ。

走査型電子顕微鏡写真3,780倍

ぼくらは毎分5万もの皮膚のフケを落としているんだ。生涯でスーツケースいっぱいのフケになるんだよ。

◯ 走査型電子顕微鏡写真360倍

もし病原体が外側の防御を通り抜けてしまうと、次の防御線は細菌を食べてしまう細胞、好中球やマクロファージだ。

涙
まばたきするたびに涙の膜が目の前のほうで広がるんだ。ゴミや微生物を洗い流してくれる。だ液と同じように涙にもリゾチームが入っている。細菌を殺す化学物質だ。涙はまつ毛の裏にある涙腺(るいせん)で作られる。写真は腺の断面図で、涙(赤)とそれを作る細胞(茶色)が見えている。

◯ 走査型電子顕微鏡写真1,135倍

気管の粘液は病原体を捕まえるけど、胃の粘膜は酸や酵素をブロックして自分自身が溶けてしまわないようにするんだ。

粘膜とせん毛
ぼくらが吸い込む空気にはホコリや病原体が入っている。そのまま肺に入っていくと有害だ。気管はここで大事な役目を果たす。気管の裏打ちをする細胞が有害な粒子や細胞を取り除いてしまうんだ。方法は2つ。杯細胞(さかずきさいぼう)(茶色)がねばねばする粘膜を作り、これが粒子を捕まえてしまう。せん毛(ピンク)がお互いぶつかりあって、汚れた粘液をのどまで運び上げ、ここで飲み込まれて胃の酸で洗ってしまうんだ。

皮膚
皮膚の表面像。重なって平たくなった死んだ細胞が、20から30もある上皮の層を下に向かって伸びているのがわかる。皮膚の細胞はかたいタンパク質のケラチンで固められ、水に強く、深いところにある生きた細胞がケガをしないよう守っている。それに細菌、真菌など病原体の侵入を強く防いでいる。こうした表面細胞は定期的にはがれ落ちて、フケになる。上皮の深いところにある、分裂する層からでてくる細胞がそれを置き換える。

◯ 走査型電子顕微鏡写真1,230倍

最大スピード

最大時速110キロのスピードで、食べ物の固まりが口から飛び出していく。気分はよくないかもしれないけれど、とても効果的な防御法だ。窒息に対する自動的な防御法だ。喉頭（声を出す箱）に入ってしまい、正常な呼吸ができなくなったときに起きる反応だ。

のど

口蓋垂

午後6時－窒息（ちっそく）

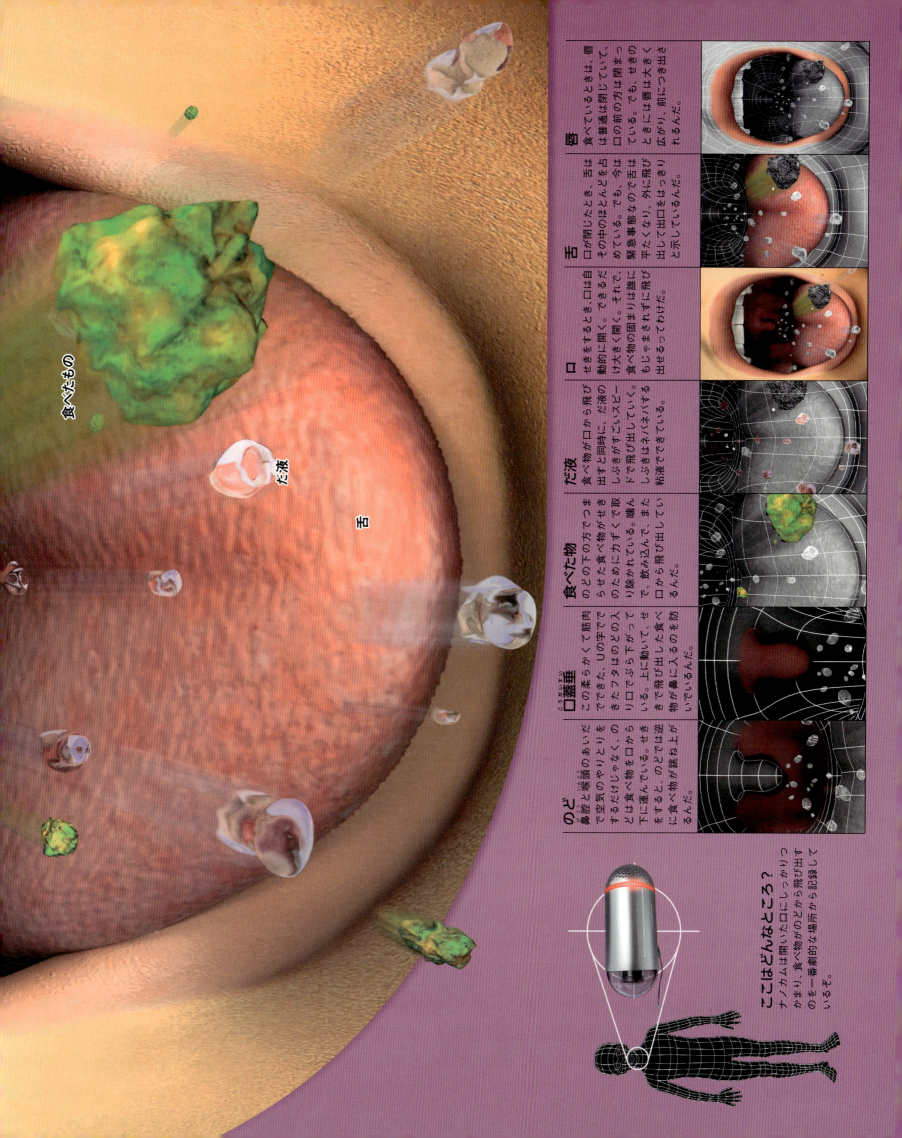

食べもの
だ液
舌

口蓋垂
この奥らかくて筋肉でできた、のどのおくの入口のフタはスピードで飛ぶ食べ物をうまく取り除く力が働いている。上下に動いている。せきをすると、のどでは逆に食べ物が跳ね上がり食べ物が鼻に入るのを防いでいるんだ。

食べた物
のどの下の方でつまらせた食べ物がせきと同時に、だ液のしぶきをかぶって吹っ飛んでいく。噛み砕いて、飲み込んでいる。またしぶきはネバネバする粘液に出ていて口から飛び出してくるんだ。

だ液
食べている時は、食べ物が口から飛び出すと同時に、だ液のしぶきが吹っ飛び出している。それで、食べ物の固まりは誰にも当たらずに飛び出しまとまって出せるわけだ。

口
せきをすると、食べ物が口から飛び出す動きに合わせて、口の中はほとんど動きに大きく開く。それで、今は緊急事態なので食べ物の固まりをじゃましないように、外に飛び出して出せるわけだ。

舌
口が開じたとき、舌はその中ではほとんどを占めている。でも、口の前の方は開けている。今は緊急事態なので舌は平たくなり、外に飛び出すまとわずに飛び出して出口をはっきりと示しているんだ。

唇
食べている時は、唇は普通閉じている。でも、口の前の方は開いている。せきをする時には唇は大きく広がり、前につっつきはれるんだ。

ここはどんなところ？
ナノカムは開いた口にしっかりとかまり、食べ物がのどから飛び出すのを一番劇的な場所から飛び出するのを記録しているぞ。

ナノカム・レポート：窒息

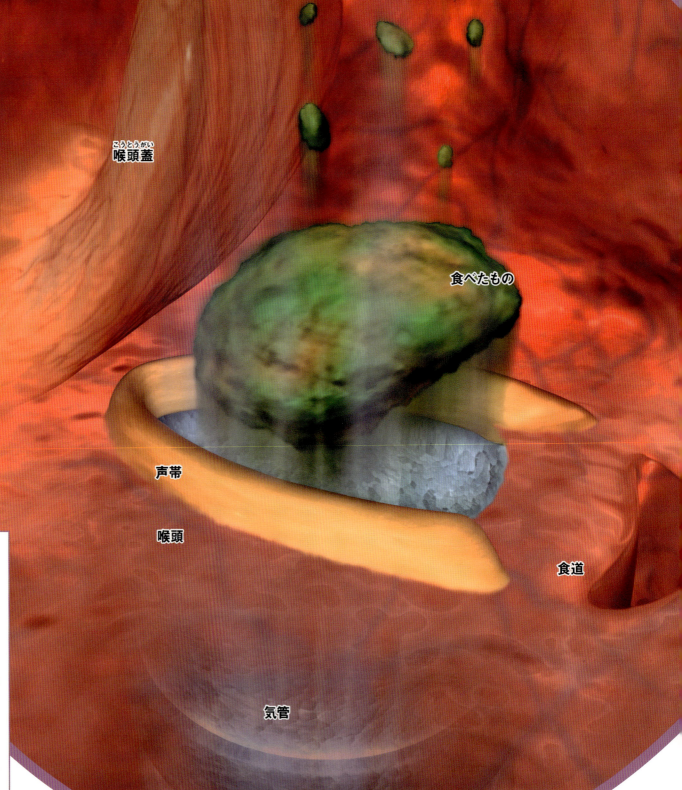

防御システム

体はもともと防御するシステムを持っている。食べ物が呼吸を邪魔しないよう、呼吸器系の喉頭や器官に入らないようになっている。でも、たまにはシステムはうまくいかず、窒息が起きる。このとき自動的に緊急的な反応が起きて、問題の物質はせきで出されるんだ。

喉頭蓋（こうとうがい）
食べたもの
声帯
喉頭（こうとう）
食道
気管

最初の反応

- 間違った方向に行ってしまった食べ物は喉頭のセンサーに見つけられる。
- センサーが脳に信号を送る。
- 脳は緊急信号を送り、自動的な咳反射を起こす。
- 肺に一回息が吸い込まれる。
- お腹と肋骨の筋肉が収縮し、空気を気管から吐き出させて、食べ物を取り出すんだ。

データ・サーチ

- 人が窒息しているのを知らせる方法はいくつもある。急にしゃべれなくなる。のどのところを両手でつかむ手が、パニックなことを示している。せきをしても窒息が治らないときは、前に屈まないと危ない。他の人は肩甲骨の間をぽんぽん叩かなければいけない。すぐに病院に行かなければならないかもしれない。

- せきは気管のネバネバした粘液も取り除いてくれる。つばと一緒に出すこともできるし、飲み込んでしまうこともある。

- 男の人の声帯は女の人の声帯より長くて厚い。その振動もゆっくりで、男の声は女よりも高さが低いんだ。

- 声帯のすき間を空気が力強く通り抜けると、出てくる声も大きくなるんだ。

- 歌手とか吹奏楽器の演奏者は自分の声帯や息のパターンを調節するよう練習しているんだ。音の高さが完璧になるようにだよ。

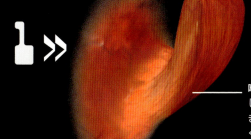

1》 喉頭蓋 — しなやかに動く軟骨でできたふた。喉頭の前の方でくっついてドアのように上下にパタパタするんだ。

詰まっているところが発見される
食べ物を飲み込んだら、喉頭蓋が自動的に下にさがって喉頭の入り口をふさいでしまう。食べ物は、だから、食道に入る。食道は胃に通じている管なんだ。でも、もし食べ物が喉頭蓋をすり抜けて喉頭に入ると、気道が部分的にふさがれてしまう。窒息して、せき反射が起きるんだ。

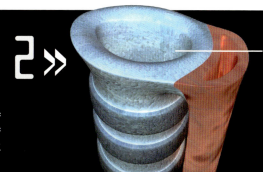

2》 気管 — 風のパイプとも呼ばれていて、喉頭から肺に通じる空気の通り道だよ。

圧が高まる
腹壁の筋肉が収縮する。同時に肋骨の間にある筋肉も収縮する。肋骨は下に引き下げされる。胸の中の圧が高まり、空気は肺から上の方、気管に押し出される。同時に、気管のてっぺんにある、喉頭の声帯はきっちり閉じるんだ。

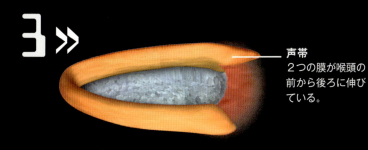

3》 声帯 — 2つの膜が喉頭の前から後ろに伸びている。

突然、開く
空気の圧が気管の中で高くなる。すると、あっというまに声帯がばねじかけのように開く。圧が高まった空気が声帯の間から飛び出す。同時に喉頭蓋が持ち上がり、のどから口への出口が開くんだ。

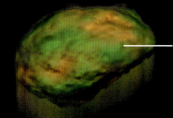

4》 飲み込んだ食べ物 — 柔らかくて丸いボールみたいだ。粘液で一つに固まった食べ物のかけらなんだよ。

飛び出す
空気が爆発的に飛び出し、食べ物のかたまりがあっというまにのどを通って開いた口から飛び出すぞ。このときすごい音がする。ぼくらはそれを「せき」だと知ってるよね。小さい粒はまだ喉頭にくっついているけど、もっと反射とせきが起きると取り除かれるんだ。

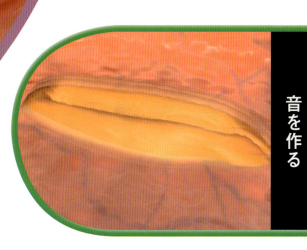

音を作る
声帯は声のもとだ。普通に呼吸しているときは、声帯は開いていて、空気は自由に行き来できる。しゃべるときには声帯はお互い引き寄せられる。写真はそのときのものだ。空気はうまく調節されて、肺から押し出され、声帯の間を通る。震えが起きて、音がなる。喉を通るときにこの音は大きくなり、舌や唇を使って言葉になる。脳がすべてを調節するんだ。

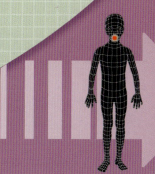

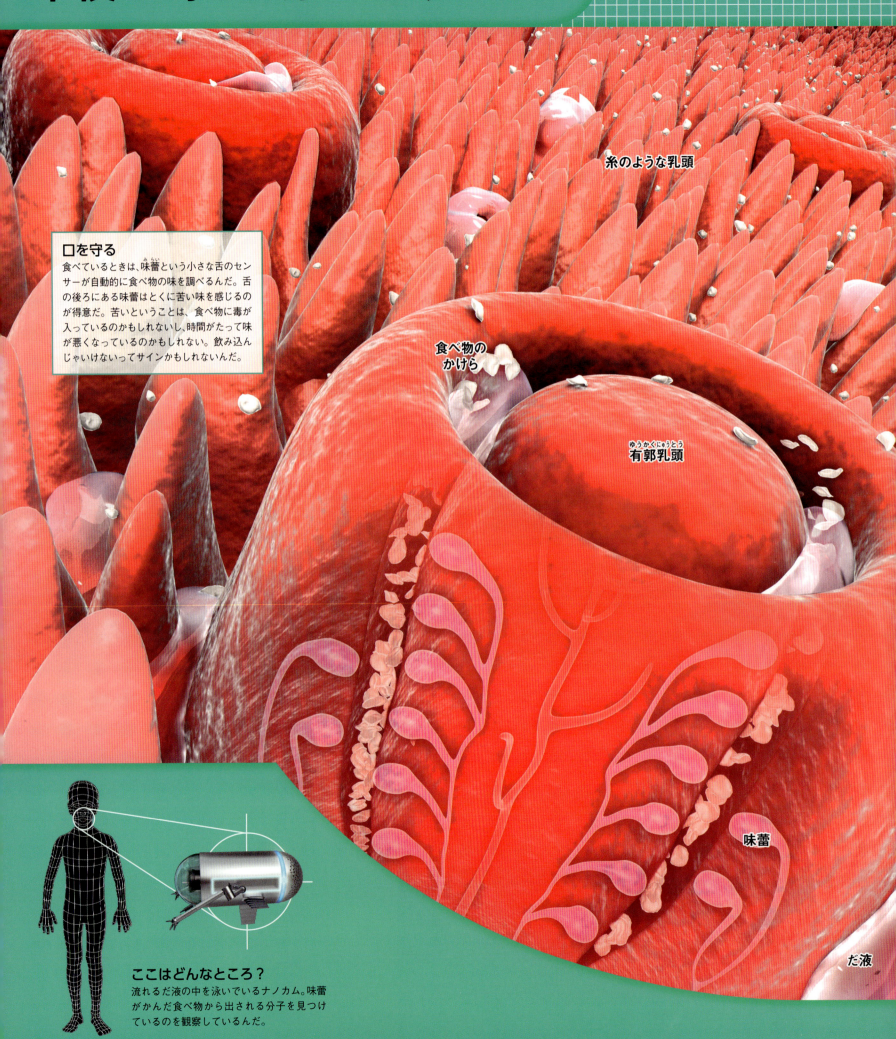

ナノカム・レポート

味を感じる

舌の表面には小さく飛び出しているものでいっぱいだ。乳頭というんだよ。乳頭には味を感じることができる味蕾を持っているのもいるんだ。5つの基本的な味を感じるんだよ。甘さ、塩味、うまみ（肉の味かな）、酸っぱさ、それから苦味だ。最初の3つの味は食べ物をおいしくしてくれるけど、酸っぱさと苦味は警告信号だったりする。食べ物がまだ熟していない、腐ってしまったとか。毒が入っていることだってあるんだよ。

最初の反応

- 口の中で危険かもしれない食べ物をかむ。
- 味蕾が苦味を見つけて信号を送る。神経インパルスを使って脳に送るんだ。
- 脳が苦味を感じる。悪い食べ物だという情報だ。
- 脳は食べ物を吐き出すよう命令するんだ。

1 »

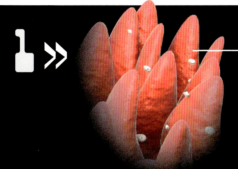

糸のような乳頭
いちばん多いタイプの乳頭で、列になって並んでいる。

2 »

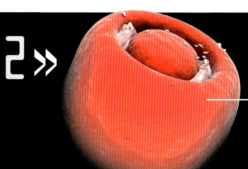

有郭乳頭
もっと大きくて苦味を感じるタイプの乳頭だ。

舌にあるストッパー

トゲのように飛び出している。舌のあちこちにあるぞ。舌の表面はおかげでザラザラするので、かんでいるときに食べ物がしっかりと固定されるんだ。糸のような乳頭には味蕾はない。代わりに、熱や冷たさ、触覚（触っている感じ）や痛みを感じるセンサーが付いている。食べ物の固さや温度はここで感じることができるんだ。

後ろで苦味

味蕾をもつ乳頭には2種類ある。マッシュルームの形をした茸状乳頭は舌の前方にある。甘さ、塩味、酸っぱさとうまみを感じるのがここだ。舌の後ろにはおよそ10個の大きな有郭乳頭がある。ここには苦味を感じる味蕾があるんだ。

3 »

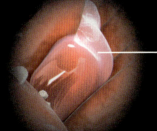

だ液
口にある6つの唾液腺から出される消化液。とくに食べるときにでるんだ。

4 »

味蕾
感覚細胞があって、味分子を見つけるんだ。

食べ物を溶かす

食べ物が歯でかまれ、舌で動かされる。水っぽいだ液は口の中を流れる。食べ物の小さな粒はだ液に溶ける。そこから出される分子が舌の表面を転がる。だ液にはネバネバした粘液もあって、これが食べ物を湿らせる。飲み込みやすくするためだ。

まずい味を見つける

かんだ食べ物から出される味分子は有郭乳頭の堀の内側に洗い流される。外側の壁の中に隠れているのは、段々になった味孔だ。味孔は味蕾の入り口なんだ。苦味分子は孔に入り、そこで苦味と感じられる。口の中のまずい味がここで感じられるんだ。

データ・サーチ

- 舌にはおよそ1万の味蕾がある。ひとつの味蕾には30から100の感覚細胞が入っている。
- フレーバーがあるからいろいろな食物を楽しめるんだ。フレーバーっていうのは、味、におい、食べ物の舌触り、そして温度のことだ。フレーバーで一番大事なのはにおいだ。鼻は1万以上の異なる匂いを嗅ぎ分けることができるんだよ。
- ドリアンは熱帯の果物で、ひどい臭いがするんだけどとてもおいしい。電車やバスに持ち込むのはふつう禁止されてるんだよ。
- ぼくらが決まった味を食べたいと思うから、バランスのとれた食事ができるんだ。甘い食べ物はエネルギー源になり、肉っぽい食べ物は体のもとになるタンパク質を含んでいる。そして、塩はぼくらの体液に必要なんだ。

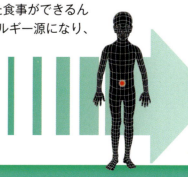

午後7時10分 – 嘔吐(おうと)

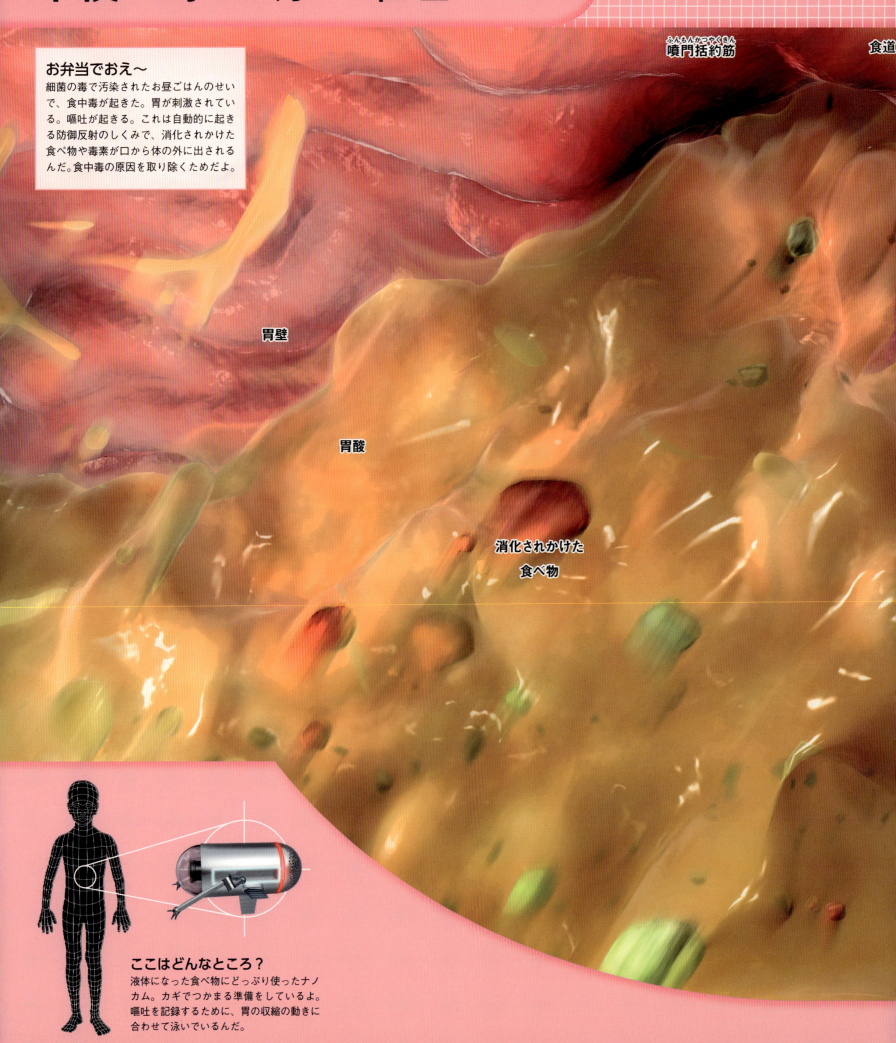

お弁当でおえ～
細菌の毒で汚染されたお昼ごはんのせいで、食中毒が起きた。胃が刺激されている。嘔吐が起きる。これは自動的に起きる防御反射のしくみで、消化されかけた食べ物や毒素が口から体の外に出されるんだ。食中毒の原因を取り除くためだよ。

噴門括約筋(ふんもんかつやくきん)　　食道

胃壁

胃酸

消化されかけた食べ物

ここはどんなところ？
液体になった食べ物にどっぷり使ったナノカム。カギでつかまる準備をしているよ。嘔吐を記録するために、胃の収縮の動きに合わせて泳いでいるんだ。

ナノカム・レポート

消化活動逆転

筋肉いっぱいの胃。アルファベットのJの形をした袋だ。肋骨のすぐ下にあって、消化の大事な仕事を2つしている。ひとつは、食道から受け取った半分消化された食べ物を受け取ること。もうひとつは、胃が半分消化された食べ物をためこんで、少しずつ小腸に送り込むことだ。もし胃の壁が刺激されると、この流れは逆転し、消化の代わりに嘔吐が起きるんだ。

最初の反応

- 胃壁を刺激されたのがセンサーによって見つかる。信号が脳に送られる。
- 皮膚からは汗が出て、口からはだ液が増える。気分が悪くなり、胃が痛くなる。
- 横隔膜と腹壁の筋肉が収縮する。胃を押して、中のものを口から飛び出させるんだ。

1 »

胃壁 — 胃の壁の内側の裏打ち。腺があって胃液を分泌している。

胃はデリケート
日中に食べた食べ物は黄色ブドウ球菌（Staphylococcus aureus）に汚染されていたんだ。この細菌は食べ物に毒を出す。毒は消化されないで、食中毒を起こすんだ。毒は胃の壁を直接攻撃する。しくしくと痛む。見た目は赤く腫れ上がる。

2 »

胃の中身 — 半分消化された食べ物。酸がたっぷりの胃酸と混ざっている。

吐く直前
胃の裏打ちしているところにセンサーがあり、脳に信号を送る。嘔吐反射が起きる。横隔膜と腹壁の筋肉が胃をぎゅっとつぶす。胃の底にあった半分消化された食べ物。スープのような液体と、細かい固形物が口から飛び出すんだ。

3 »

噴門括約筋 — 胃で消化された食べ物が食道に逆流するのを防いでいるんだ。

緊急キット
食道から胃の入り口を守っているのは噴門括約筋だ。いつもは閉じていて、飲み込んだ食べ物が胃に入る時だけ開く。でも、胃の中の圧力が高くなり、スープのような中身が押されると、噴門括約筋は開き、嘔吐が起きる。

4 »

食道 — 筋肉の管。食べ物をのどから胃に運ぶんだ。

最後には
ここまでくると吐き気は強くてとても気持ち悪い。病気がひどくなり、えずくんだけどまだ何も出てこない。でも、胃の圧が最大になると、食べ物が食道を通って出てくる。喉を通って口から飛び出すんだ。

データ・サーチ

- イエバエ（Musca domestica）はしょっちゅう消化しかけの食べ物を吐いている。死んだ動物や人間のウンチが入っていることもあるんだけど、吐いたものをまた食べちゃう。きみのお昼ごはんにハエが止まったら、思い出してね！
- 車酔いや船酔いは内耳の液体が動きで邪魔された時に起きる。バランス・センサーが混乱して、吐き気が起きるんだ。
- 他にも嘔吐の原因はある。食べ過ぎで胃が膨らんだとき。胃の裏打ちを辛い食べ物やウイルスが刺激したときとか。
- 胃壁から出る胃酸は吐いたものを酸性にする。塗料がはげたり、大理石が溶けることだってあるんだ。

午後8時30分 – 眠る

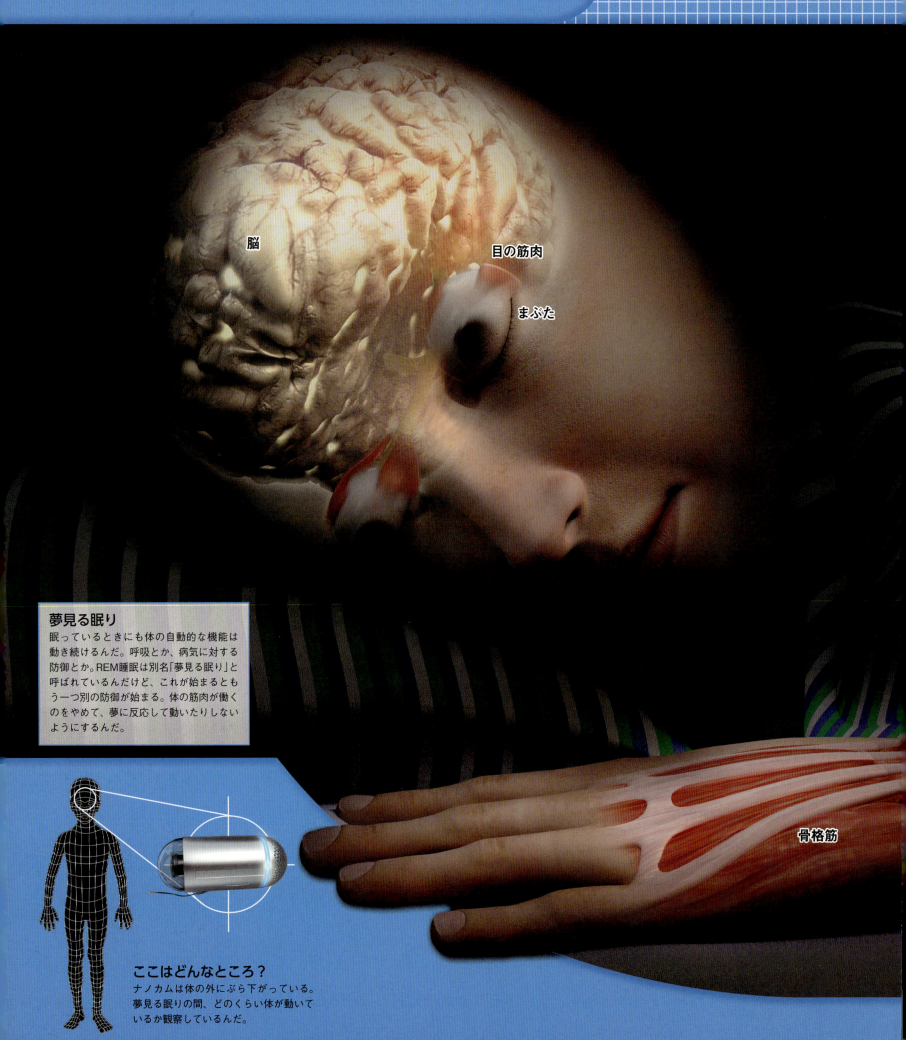

脳 / 目の筋肉 / まぶた

夢見る眠り
眠っているときにも体の自動的な機能は動き続けるんだ。呼吸とか、病気に対する防御とか。REM睡眠は別名「夢見る眠り」と呼ばれているんだけど、これが始まるともう一つ別の防御が始まる。体の筋肉が働くのをやめて、夢に反応して動いたりしないようにするんだ。

骨格筋

ここはどんなところ？
ナノカムは体の外にぶら下がっている。夢見る眠りの間、どのくらい体が動いているか観察しているんだ。

ナノカム・レポート

自動的に動く脳

毎日、体は起きたり眠ったりのサイクルを繰り返す。1日の3分の2は起きていて、周りのことにも気がついている。で、意識のある脳はスイッチを切る。でも、脳のほかの部分はまだ自動的に生命の大事なところをコントロールし続けているんだ。心臓を動かしたりね。眠りは体が休むのに必要だし、脳がその日の体験を整理したり、確かめたり、記憶したりするのにも役に立つ。

最初の反応

- 脳にある視床下部がつかさどる24時間の時計が信号を出し、寝る時間だよと教えるんだ。
- 脳幹が大脳半球の活動をゆっくりにする。大脳半球は意識のある脳なんだ。
- 眠りは深い眠りと、長くて浅い、夢見る眠りが交互に起きるんだ。

1 »

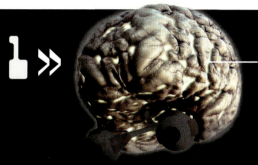

脳
体の活動を支配し、ぼくらが考えたり、感じたり、思い出したり、動いたりできるんだ。

脳は忙しい
眠りが起きる。最初の眠りは深い眠りだ。脳の活動が低下し、体の機能は落ちてくる。次にやってくるのは、軽い、夢見る眠りだ。脳波を比べると、夢見る眠りのときの脳は起きているときと同じくらい活発なんだ。

2 »

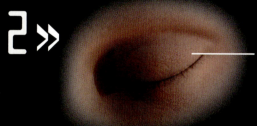

まぶた
皮膚のパタパタしたところで、目を守っている。まばたきして目をキレイにもしているんだよ。

目は守られる
眠っているときは目はまぶたに守られる。乾燥を防いでいるんだ。REM睡眠のスイッチが入ると目の後ろにある脳はだんだん活発になり、酸素をどんどん消費する。同時に、心拍数、呼吸数、体温も上がるんだ。

3 »

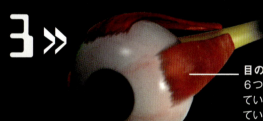

目の筋肉
6つの筋肉が目についていて、眼球を動かしている。

素早い動き
REMって"rapid eye movement"、「目の素早い動き」のことなんだ。閉じた目の後ろで起きているのが、まさにそれだ。ほとんどの夢はREM睡眠のときに起きるんだよ。科学者の中には、目が筋肉に引っ張られて上に下に、左右に動いて夢の中で起きている光景を追いかけていると信じている人もいるんだ。

4 »

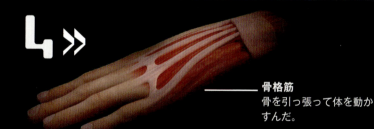

骨格筋
骨を引っ張って体を動かすんだ。

麻痺に助けられる
REM睡眠の間、目の筋肉は忙しく動いているんだけど、他の骨格筋は麻痺してしまって動かない。そのときだけの麻痺のおかげで、ぼくらは夢に反応して動いたりしない。夢は、脳が「整理をしているとき」に見るんだ。その日の経験を順番に並べたり、記憶に貯めたり。REM睡眠のあとで、非REM睡眠が始まるんだ。

データ・サーチ

- 年をとると睡眠に必要な時間は減ってくる。小さい子は1日16時間も睡眠が必要だ。学校にいく子は10時間、青少年は平均7時間、老人は6時間かそれ以下必要になる。
- 睡眠は健康にとって重要だ。睡眠を邪魔されると、すごく疲れやすくなったり、頭が痛くなったり、錯乱状態になったり、幻覚を見るようになったりすることもあるんだ。
- 19世紀に電球が発明されるまで、人は毎晩平均10時間寝ていたんだよ。
- 泣き叫ぶ赤ちゃん。生後1年になるまで、親は400から750時間の睡眠を奪われるんだ。
- オーストラリアの有袋類哺乳動物、コアラ。栄養に乏しいユーカリの葉っぱを食べて生きているんだけど、24時間のうち22時間は寝て過ごしてエネルギーの消費を抑えているんだ。

コラム：戦いは続く

体の防衛軍は化学物質という武器をもっていて、侵入してくる病原体と戦う準備は万全だ。でも、ときにはうまくいかないこともある。

免疫系を逃れてしまう病原体もいるんだ。細菌の中にはとても素早く作用する毒をもっていたりする。そういうときは、侵入者と戦うのに助けが必要だ。抗生物質はとてもこわい細菌を狙い撃ちにして殺してしまう。ワクチン接種は免疫反応を強くして、病原体を殺す抗体を発射させるんだ。たくさんの細菌は抗生物質に耐性をもつようになっている。未来の戦いには、新しい方法が必要ってわけだ。

将来は、抗生物質に耐性を持つ細菌も特別なバクテリオファージで殺せるかもしれない。細菌に進入するウイルスだよ。

細菌1個は20分おきに分裂し、24時間以内に、5兆の10億倍にまで数が増えるんだ。

偏光光学顕微鏡写真300倍

インターフェロン

これはインターフェロンの結晶だ。ウイルスに効果があるタンパク質で、ウイルスに感染した細胞が自動的に作るんだよ。例えば、風邪のウイルスが鼻の細胞に侵入すると細胞はインターフェロンを作って放出する。近くの細胞にインターフェロンはくっつく。ウイルスがこうした近くの細胞に侵入しようとすると、インターフェロンはウイルスが増殖するのを防ぐんだ。で、感染は終わるってわけ。人工的なインターフェロンがウイルス感染の治療に薬として使われることもあるんだよ。

偏光光学顕微鏡写真140倍

テトラサイクリン

1928年、イギリスの研究者、アレクサンダー・フレミングは糸状菌という真菌の *Penicillium* が細菌を殺した物質を見つけたんだ。この物質がペニシリン。たくさんある抗生物質でも一番古いものだよ。抗生物質は、生き物からとられた細菌を殺す薬のことなんだ。テトラサイクリンの結晶がここでは見える。これも抗生物質で、*Streptomyces* という細菌から取られたんだ。広域抗菌薬と言って、いろいろたくさんの細菌を殺すことができるんだ。

細菌を殺す

抗生物質は、体の細胞を傷つけることなく細菌を殺すんだ。抗生物質は細菌細胞の中で行われている活動を狙い撃ちにする。人間の細胞にはその活動はない。例えば、たくさんの抗生物質は細菌の周りをおおう強くて身を守る細胞壁を作る「しくみ」を壊してしまう。人の細胞にはそのような壁はない。細胞壁が弱くなると、細菌は溶けてしまうというか、破裂してしまう。この写真はそのときのものだ。ここでは黄色ブドウ球菌(*Staphylococcus aureus*)(赤)が破裂している。破片だけが残る(黄色)。*S. aureus* はいろいろな病気の原因だ。皮膚の感染症や血液に毒を出したりするんだ。

透過型電子顕微鏡写真3万倍

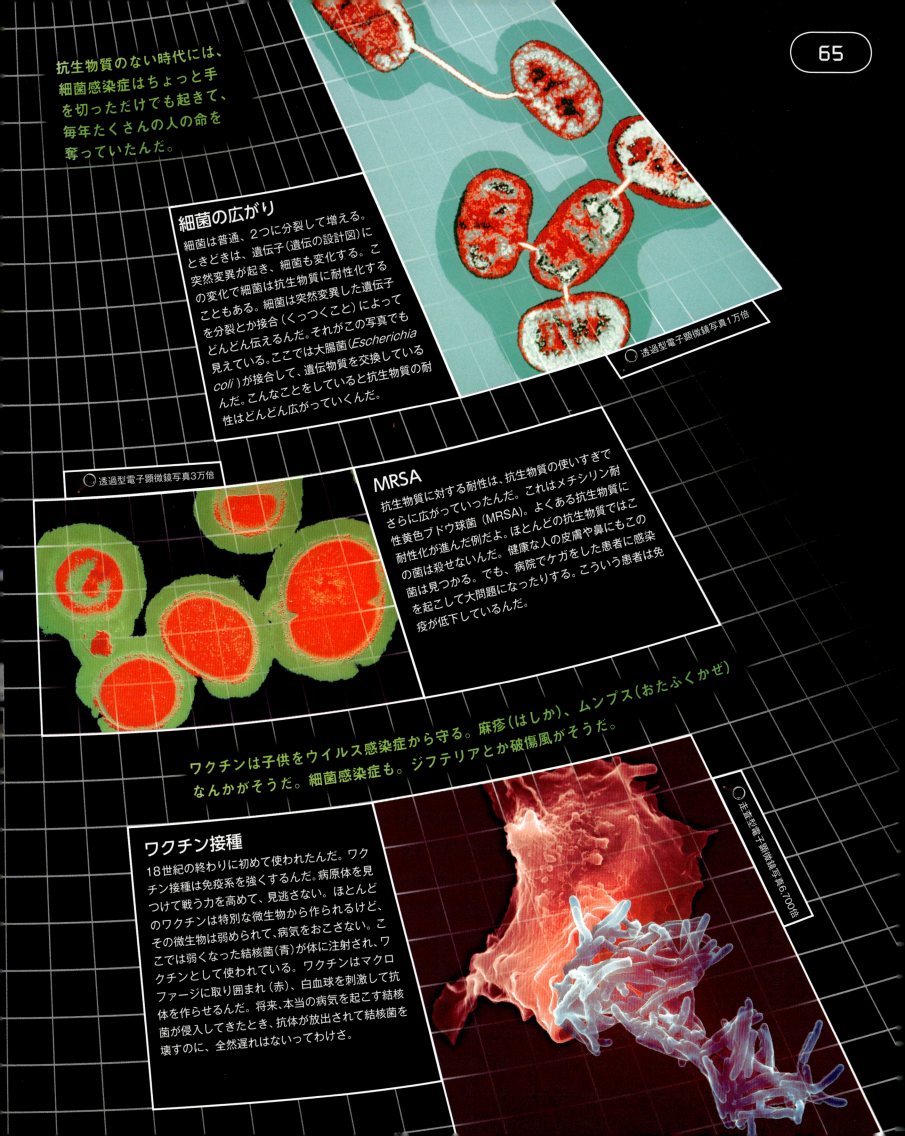

抗生物質のない時代には、細菌感染症はちょっと手を切っただけでも起きて、毎年たくさんの人の命を奪っていたんだ。

細菌の広がり

細菌は普通、2つに分裂して増える。ときどきは、遺伝子（遺伝の設計図）に突然変異が起き、細菌も変化する。この変化で細菌は抗生物質に耐性化することもある。細菌は突然変異した遺伝子を分裂とか接合（くっつくこと）によってどんどん伝えるんだ。それがこの写真でも見えている。ここでは大腸菌（*Escherichia coli*）が接合して、遺伝物質を交換しているんだ。こんなことをしていると抗生物質の耐性はどんどん広がっていくんだ。

○ 透過型電子顕微鏡写真1万倍

○ 透過型電子顕微鏡写真3万倍

MRSA

抗生物質に対する耐性は、抗生物質の使いすぎでさらに広がっていったんだ。これはメチシリン耐性黄色ブドウ球菌（MRSA）。よくある抗生物質では耐性化が進んだ例だよ。ほとんどの抗生物質ではこの菌は殺せないんだ。健康な人の皮膚や鼻にもこの菌は見つかる。でも、病院でケガをした患者に感染を起こして大問題になったりする。こういう患者は免疫が低下しているんだ。

ワクチンは子供をウイルス感染症から守る。麻疹（はしか）、ムンプス（おたふくかぜ）なんかがそうだ。細菌感染症も。ジフテリアとか破傷風がそうだ。

ワクチン接種

18世紀の終わりに初めて使われたんだ。ワクチン接種は免疫系を強くするんだ。病原体を見つけて戦う力を高めて、見逃さない。ほとんどのワクチンは特別な微生物から作られるけど、その微生物は弱められて、病気をおこさない。ここでは弱くなった結核菌（青）が体に注射され、ワクチンとして使われている。ワクチンはマクロファージに取り囲まれ（赤）、白血球を刺激して抗体を作らせるんだ。将来、本当の病気を起こす結核菌が侵入してきたとき、抗体が放出されて結核菌を壊すのに、全然遅れはないってわけさ。

○ 走査型電子顕微鏡写真6,700倍

用語集

あ行

アクソン
神経線(繊)維とも。ニューロンの長い「しっぽ」で、神経インパルスを別のニューロンや筋線維に伝える。

アルカリ性
唾液のように酸を中和(中性化)する液体の性質。

遺伝子
DNAのような遺伝物質によって運ばれる「説明書」のひとつ。

遺伝物質
DNAのような分子の総称。生命体を作る「説明書」が入っている。

咽頭
ボイス・ボックスなんて呼ばれることもあるんだけど、のどと気管の間にある器官で、声帯がここにある。だから声を出せるんだ。

ウイルス
小さくて感染する。自分だけでは生きていけない。体の細胞に侵入し、細胞の中で増えて病気を起こすんだ。

う歯
細菌が放出した酸が歯のエナメル質を溶かして、中身がむき出しになってしまう病気のこと。

膿
白っぽい液体で、病原体をお腹いっぱい入れて死んだ貪食細胞が入っている。

炎症
赤くて腫れてて熱くて痛い。ケガとか感染があったときの防御反応として体が起こすんだ。

お腹(人)
体幹(体の中央部)の下側にある。胸とお尻のあいだで、ほとんどの消化器官はここにある。

か行

核
細胞のコントロール・センター。遺伝物質がここにある。

括約筋
通り道や出口の周りにある輪っかの形をした筋肉。開いたり閉じたりして、ここからの流れを調節しているんだ。

花粉
花が出す粉で、オス(雄花)の生殖細胞が入っているんだよ。

花蜜
糖分の多い液体で、花が作る。ハチのように受粉する昆虫を誘い込むのに役立つ。

可溶性
水に溶ける性質のこと。

カルシウム
骨や歯の硬い部分を作るミネラル。

感覚ニューロン
神経細胞の一種で、レセプターから脊髄や脳に神経インパルスを伝えるんだ。

関節炎
骨格の関節に病気を起こして動きにくくなることの総称。

器官
体の一部で、心臓とか脳は器官だ。2つ以上の組織からできており、特別な役割を持っている。

気管
咽頭と気管支をつなぐ管。空気を肺に送ったり肺から取り込んだりしているんだ。

気管支
気管から分かれて、どんどん枝分かれしていく。肺の中にある。

寄生生物(パラサイト)
生物の一種で、別の生物にくっついたり、中に入ってその生物から利益を得るもの。

筋肉
エネルギーを用いて収縮(縮むこと)し、体を動かす器官。

グリコーゲン
大きな炭水化物分子で、グルコースの組み合わせからできている。グルコースは肝臓や筋肉の主なエネルギー源としてたくわえられている。

グルコース
体の一番大事なエネルギー源。血液内を流れる糖分の代表。

系(システム)
関係のある器官のグループ。例えば消化器系。器官がいっしょになっていろいろな仕事をしているんだよ。

結核
肺とかほかの器官に起きる細菌感染症。

血小板
血液にある細胞のかけらで、かさぶたを作るのに役立つ。

ケラチノサイト
皮膚の上皮を作る主な細胞。

ケラチン
タフで水をはじく物質で、皮膚の表面、上皮の潰れた死んだ細胞にあるんだ。

孔
皮膚にある汗孔など、小さな出入口のこと。

抗ウイルス薬
ウイルスを殺す薬のこと。

光学顕微鏡写真
光学顕微鏡を使って拡大した写真。

交感神経系
神経系のひとつで、いろいろな器官を自動的に活動させている。ストレスに立ち向かうのもこの神経系だ。

抗凝固物質
血のかたまり(かさぶた)を作れないようにする物質。アタマジラミのような血液を吸い取る寄生生物が分泌したりする。

抗原
体を守るための免疫系を作動させる「体外の」物質。

抗生物質
生物から得られた薬で、病気の原因となる細菌を殺す。

抗体
免疫系のリンパ球から放出される物質で、決まった病原体を狙い、破壊するためにくっつく。

好中球
白血球の一種で病原体に狙いをつけ、食べてしまう。

喉頭蓋
軟骨の蓋。飲み込むときは、咽頭の入り口で蓋となる。

骨格筋
体を動かすため、骨を引っ張る筋肉。

コラーゲン
強く、繊維っぽいタンパク質。骨や軟骨のような結合組織を強めている。

昆虫
たくさんある動物の一種で、背骨がない、脚が6つ、羽があって体が3つに分かれているのが特徴だ。例えばハチなんかがそうだね。

さ行

細気管支
気管支がさらに枝分かれして一番小さくなった空気の通り道。肺の中にある。

細菌
単細胞の微生物で単純な作りをしている。人に病気を起こすものもいる。

細胞
小さな生命のユニット。人の体は無数の細胞でできている。

杯細胞
上皮細胞の一種で粘液を作る。

酸性
歯の表面を溶かしたり、胃酸を作ったりする酸をもつ液体の性質。

細胞の種類
人の体は100兆※くらいの小さな生きている塊からできている。これが細胞だ。形も大きさも場所も、やっている仕事も違う細胞には200種類以上ある。でも、どの細胞にも同じ基本的な構造もあるんだよ。

※訳注 37兆ぐらいという説もある。

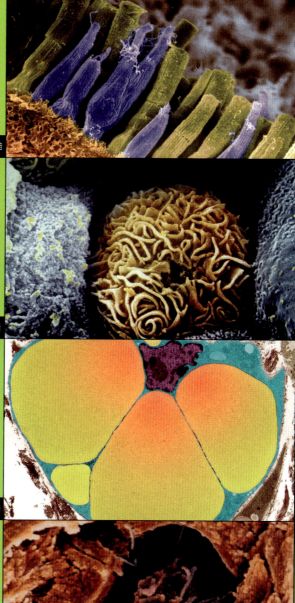

桿体視細胞、錐体視細胞
目にあり、形によって名付けられた。桿体視細胞(黄色)と錐体視細胞(青色)は光受容体だ。光に気がついて、神経インパルスを脳に送る。それでぼくらは見ることができるってわけだ。

走査型電子顕微鏡写真750倍

腎臓の細胞
左右の腎臓の中にある。管の形をした細胞で、外側はしわしわになっている。そうやって表面の面積を増やして水を吸収させて血液に戻すんだ。それで尿は濃くなるんだ。

走査型電子顕微鏡写真5,200倍

脂肪細胞
脂肪細胞の切断面。中身のほとんどは油滴(黄色)でいっぱいで、核(紫)も隅に追いやられているね。脂肪細胞はエネルギーを蓄え、体から熱が逃げないようにする。

透過型電子顕微鏡写真1,000倍

骨細胞
オステオサイト(骨細胞)は周りを硬い骨組織に囲まれて骨小窩という空間の中に閉じ込められている。骨細胞は体の骨すべてを維持しているんだ。

走査型電子顕微鏡写真5,000倍

膠細胞
星の形をした星状細胞(緑色)が神経インパルスを運ぶニューロンを支えている。星状細胞は膠細胞の一種だ。神経系の細胞の90パーセントを占めているんだよ。

光学顕微鏡写真165倍

用語集

酸素
空気中にある気体の一種。呼吸で体に取り込まれる。細胞は酸素を使い、グルコースからエネルギーを放出する。

思春期
ティーン（13才から19才）のときに体が成長して大人になる時期のこと。

視床下部
脳の一部で小さいんだけどたくさんの仕事をしている。汗をかくなど、いろいろな体の活動をコントロールしているんだ。

シナプス
2つのニューロンの間にあるつなぎ目。または、ニューロンと筋肉線維の間にあるつなぎ目。

種
生き物のグループで、いっしょに子孫を作ることができる。人間は種の1つ。

上皮
皮膚の一番外側で体を守る。細胞が死んで皮膚片となるが、これは常日ごろから起きている。

静脈
酸素の少ない血液を組織から心臓に運ぶ血管。

上腕二頭筋
肘のところで腕を曲げる筋肉。

神経
ケーブルのようなニューロンのアクソンの束。神経インパルスを体、脊髄、脳の間で伝える。

神経インパルス
小さな電気信号で、ニューロンをすごいスピードで伝わるんだ。

神経線維
アクソンのところを見てね。

心室
心臓の下の方にある2つの（左右の）部屋。

腎臓
空豆の形をした臓器で背中に2つある。尿を作っている。

心房
心臓の上方に2つ（左右）ある部屋。

水蒸気
空気の中に入っている気体。水が蒸発してできる。

舌乳頭
舌の表面から飛び出している小さなでっぱり。このなかに味蕾があるものもある。

腺
例えば体内に放出されるアドレナリンや体外に出される汗など、物質を作る組織や器官。

繊毛
小さな毛のような構造物で、特殊な細胞の表面から飛び出している。

走査型電子顕微鏡写真（SEM）
走査型電子顕微鏡を使って大きくした写真。

組織
同じ細胞や似たような細胞の集まりで、決まった働きをするんだ。

た行

大脳半球
大脳の半分が2つ。脳で一番大きな部分で、意識的な思考に関わっている。

大事な組織

同じ種類の細胞はいっしょになって組織というグループにまとめられるんだ。組織はそれぞれ特別な仕事をする。組織にはいろいろあるんだけれど、大きく4つの大事なカテゴリーに分けられる。上皮組織、結合組織、神経組織、そして筋組織だ。それぞれ体をおおって守る、支える、コントロールする、動かす仕事をしているんだよ。

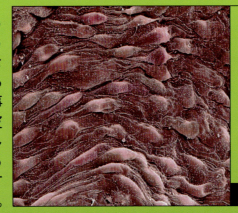

○走査型電子顕微鏡写真850倍

上皮組織

これは血管をおおっている上皮組織だよ。他にも呼吸器や消化器をおおう上皮もあるんだ。皮膚の一番上にあるのも上皮だよ。

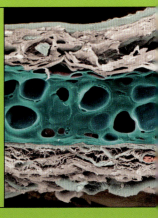

タンパク質
体の中でいろいろな仕事をしている。酵素とか抗体もタンパク質なんだよ。

中和する
ある液体に別の液体を加えて、酸性でもアルカリ性でもないようにすること。

椎骨
不規則な形をした骨が鎖のようにつながっていて、これが背骨になるんだ。

透過型電子顕微鏡写真（TEM）
透過型電子顕微鏡を使って拡大した写真。

洞房結節
心臓の筋肉が変化した小さな部分で、心臓を動かす命令をここから始めるんだ。ペースメーカーの役目なんだよ。

動脈
酸素がいっぱいの血液を心臓から組織に送り込む血管。

トキシン
毒の一種で病気を起こす細菌が放出する。

毒液
体に有害な液体で、動物が作る。他の動物をかんだり刺したりしてそそぎこまれるんだ。

突然変異
生物の遺伝物質が変化すること。

貪食細胞
白血球の一種で好中球やマクロファージがこれに含まれる。病原体を食べて破壊してしまう。

な行

ニューロン
何十億とある神経細胞の一種で、神経系を作り、神経インパルスを伝える。

尿素
肝臓で作られる老廃物。腎臓で尿の中にうつされて取り除かれるんだ。

尿道
尿を膀胱から体の外に運び出す管。

粘液
ねっとりした防御液。呼吸器や消化器の裏張りをしている細胞から分泌される。

脳幹
基本的な生命維持に関すること、例えば呼吸とか心臓の鼓動とかをコントロールする脳の一部。

は行

ばい菌
微生物の一般的な呼び方。とくに病気を起こす細菌を指す。

白血球
血液の中にある細胞の一種。病原体から体を守ってくれる。

反射
一瞬で、自動的に、そして無意識のうちに刺激に反応すること。普通、危険から体を守るために起きるんだ。

鼻腔
鼻の後ろにある空間。呼吸の時にここを空気が流れる。

皮質ステロイド
副腎から作られるステロイド・ホルモン。免疫反応に関わっている。合成ステロイドは薬で、炎症を減らすのに使われる。

ヒスタミン
細胞から出されて炎症をおこす物質。

微生物
小さくて顕微鏡を使わないと見えない生物。細菌なんかがそうだね。

肥満細胞
ヒスタミンを貯めて放出する細胞で、あちこちの組織にあるんだ。炎症とかアレルギーにとって重要な細胞なんだよ。

病気
体の系がおかしくなっておきる異常。

病原体
微生物で病気を起こすもの。細菌やウイルスなど。

フェロモン
動物から空中に放出される化学物質で、他の動物に影響をあたえるんだ。例えば、ミツバチは警告フェロモンを出すんだよ。

結合組織
皮膚という膜（ピンク）と伸び縮みする軟骨（緑）の間に挟まれている。耳たぶはこんなふうにできているんだ。他にも骨、腱、脂肪組織なんかが結合組織の仲間だよ。

走査型顕微鏡写真25倍

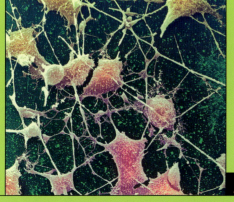

神経組織
神経系にだけ神経組織はあるんだ。インパルスを運ぶニューロンとそれを支える細胞でできている。脳の中にあるニューロンはあちこちつながっていて、複雑なコントロール・ネットワークを作っているんだ。

走査型顕微鏡写真1,860倍

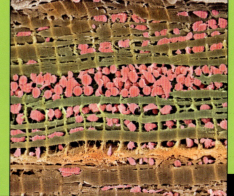

筋組織
たくさんの仕事をしているよ。手足を動かしたり、腸の中で食べ物を動かしたり、血液を押し出したり。この写真では、心臓中にある心筋組織の線維（細胞）の中身が見えている。

走査型顕微鏡写真5,000倍

用語集

副腎
腎臓の上に1つずつ乗っかっている2つの腺。アドレナリンというホルモンを分泌する。

腹部(昆虫)
昆虫の3つに別れる体の最後部。あとは頭部と胸部。

不溶性
水に溶けない性質のこと。

ホルモン
内分泌腺、例えば副腎から血液に流される化学伝達物質。他の組織の活動を変化させるんだよ。

ま行

マクロファージ
白血球の一種で病原体に狙いをつけて、食べてしまう。

耳垢
耳道の裏張りから作られるテラテラした分泌物。

メラニン
黒っぽくて茶色っぽい色素。皮膚とか髪の毛にある。

メラノサイト
上皮にある細胞でメラニンを作っている。

免疫系
貪食細胞とか抗体といった防御機能を総称してこういうんだ。病気を起こす微生物の侵入から体を守っているんだよ。

毛細血管
小さな血管で、動脈と静脈の間で血液を流す。

毛のう
皮膚の深いくぼみで、ここから毛が生える。

モーター・ニューロン
神経細胞の一種で神経インパルスを脳や脊髄から、筋肉や腺に送っている。

や行

有毛細胞
繊毛が表面から出ている細胞。

湯気やけど(スコールド)
湯気やお湯が原因でできるやけどのこと。

ら行

離脱反射
危険から体をはなすような自動的な体の動き。

リレー・ニューロン
脳や脊髄の中にある神経細胞。神経インパルスをニューロンからニューロンに伝え、情報処理を行うんだ。

リンパ球
白血球の一種で抗体を出して免疫系に参加している。

レセプター
光や触ったときの刺激に反応する神経細胞。神経インパルスを作動させ、これが感覚ニューロンを伝わるんだ。

肋骨
背骨から前に出ている曲がっている骨。12組ある。心臓や肺を囲んで守っているんだよ。

A〜Z

CT(コンピューター・トモグラフィ)
レントゲンとコンピューターを使って生き物の像を作る技術。

DNA(デオキシリボ核酸)
細胞の中にある大きな分子のひとつで、細胞を作ったり動かしたりする「説明書」の役目を果たす。

体の系（システム）

人の体はいろいろな部分に分けられている。似たような細胞がグループになって組織を作る。2つ以上の組織は器官を作る。器官がいっしょになって仕事をすると系（システム）になる。体には全部で12の系がある。そのうちいくつかをここで紹介しよう。体を作っている系はほかに4つある。リンパ系、男性の、そして女性の生殖器系、外皮系（皮膚、毛、爪からできている）だ。

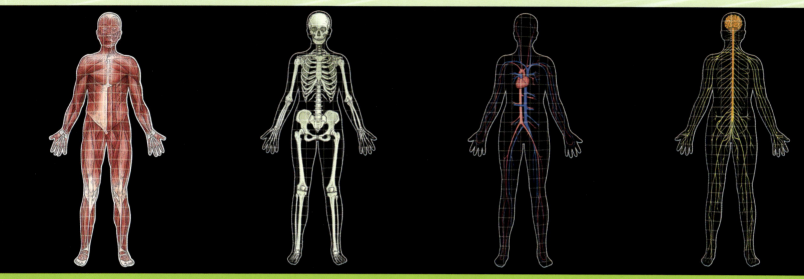

筋肉系
640以上の筋肉が骨格系の骨に硬い腱でくっついているんだよ。筋肉は収縮する（短くなる）。骨は曲がりやすい関節のところで引っ張られ、体を動かすんだ。

骨格系
強くてしなやかな206の骨。そして軟骨と人体。骨格系は人の体の枠組みを作り、体をおおい、柔らかい内臓を守り、体の形を作ったり動けるようにしてくれる。

循環器系
心臓、血管のネットワーク、そして血液からできている。循環器系は体の細胞に必要なものを運んでくれ、細胞にとって要らないものを取り除いてくれる。感染症とも戦ってくれるんだ。

神経系
体の大事なコントロール・システム。脳と脊髄が中心にある。神経が体のどこにでも届いていて、脳と脊髄は受け取った情報を取り込み、指令を送り出すんだ。

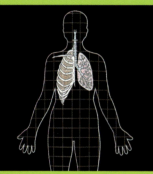 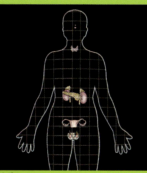 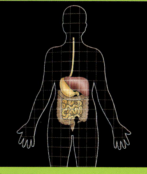 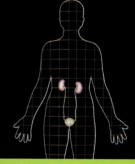

呼吸器系
空気を気道と肺に入れたり、そこから出したりしている。呼吸だね。この気道と肺が呼吸器系では主役だ。空気中の酸素は細胞にとりこまれ、生命に必要なエネルギーはこのために出されるんだ。

内分泌系
この系にはたくさんの内分泌腺があって、命令を出す化学物質、ホルモンというものを血液に出しているんだよ。成長とか生殖（赤ちゃんを作る）などいろいろなことをやっているんだ。

消化器系
口、食道、胃、腸、それからこういう器官にくっついている肝臓や膵臓などからできている。食べ物を受け入れて消化し、体に使ってもらうんだ。

尿路系
2つの腎臓が血液を加工し、不要物を集めた尿（おしっこ）になる。この液体は尿管が運んで膀胱へ流れていく。そこで尿はためられ、尿道を通って体の外へ出て行く。

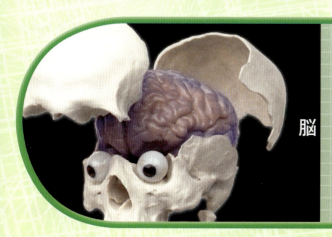

脳

地球で一番複雑な器官は人の脳だ。体重の2％しか占めていないんだけど、エネルギーの20％も使っているんだよ。高速コミュニケーションのネットワークは、1,000億ものあちこちつながりあったニューロンからできている。考えること、記憶、想像、学習、運動、そして見ること（視覚）など意識にあがることはぜんぶここがやっているんだ。同時に、脳は体を自動的に、そして無意識のうちに動かしている。ぼくらの呼吸や心臓の動きを調節しているんだ。

さくいん

あ行
- あご 15, 21
- 味 59
- 汗をかく 26-27
- アタマジラミ 29
- アドレナリン 44-45, 46-47, 50
- アレルゲン 49, 50, 51
- 胃 61
- イエダニ 28
- 息 49, 50
- 胃酸 52
- 痛み 30
- 痛みレセプター 23, 30, 32, 35
- インターフェロン 64
- 咽頭 54, 56, 57
- ウイルス 9, 11, 40
- 膿 17
- 運動ニューロン 31, 32, 33
- 炎症 17, 18, 19, 35, 36, 51
- 黄色ブドウ球菌 61, 64
- 嘔吐 60-61
- 音を作る 57

か行
- 海綿骨 14
- かさぶた 24, 25
- 風邪のウイルス 10, 64
- 風邪の症状 9, 10, 11
- かゆみ 28, 29
- 体につく虫 28-29
- 体の系（システム） 71
- 体の組織 68, 69
- 感覚ニューロン 31, 32, 33
- 肝臓 45
- 気管 49, 53, 57
- 器官 71
- キズ 22-23, 24-25
- 寄生生物 28-29, 40-41
- 嗅覚受容体 11, 59
- 脅威 45, 46, 47, 52
- 筋肉 30, 31, 32, 33, 45
  - 筋肉系 71
- 筋組織 69
- くしゃみ 8-9, 10-11
- 口 20, 21, 55, 58
- 唇 55
- グリコーゲン 45
- グルコース 45, 46
- 毛穴の黒ずみ（ブラックヘッド） 19
- 血液 13, 23, 47
  - 血液細胞 14
  - 血管 23, 24, 35
- 結合組織 69
- 血小板 14, 23, 24, 25
- 結腸の細菌 53
- 血友病 25
- 原生生物 40
- 口蓋垂 55
- 抗生物質 64, 65
- 抗体 11, 37, 50
- 好中球 11, 18, 19, 23, 25, 37
- 喉頭蓋 57
- 呼吸器系 71
- 骨格 14, 71
- 骨盤骨 15
- ゴミ 13, 52

さ行
- 細気管支 49, 50, 51
- 細菌 40, 52, 64, 65
  - 細菌と傷 25
  - 細菌とニキビ 16, 18, 19
  - 口の中の細菌 20, 21
- 細胞 67
- 杯細胞 11, 53
- 座瘡 19
- サナダムシ 40
- ジアルジア症 41
- 止血 23
- 歯垢 21
- 視床下部 27, 45, 63
- 舌 21, 55, 58-59
- シナプス 33
- 脂肪細胞 67
- 出血 23
- 循環器系 71
- 消化 21, 61
- 消化系 52, 71
- 蒸発 27
- 上皮 16, 17, 35, 39
- 上皮組織 68
- 上腕二頭筋 31, 32
- 食中毒 60, 61
- 真菌 41
- 神経インパルス 30, 31, 33, 35, 45, 67
- 神経系 71
- 神経組織 69
- 神経伝達物質 33
- 心臓 45, 46, 47
- 腎臓 13, 67
- 振動 40
- 水痘 40
- 頭蓋骨 15
- 声帯 57
- 正中神経 31
- せき 54, 56, 57
- 赤色骨髄 14
- 脊髄 30, 32, 33
- 脊髄神経 33
- 脊椎（背骨） 15
- 赤血球 14
- 喘息 48-49, 50-51
- 繊毛 11, 53

た行
- 体温 26, 27
- だ液 20, 21, 52, 55, 59
- 戦うか逃げるか 44, 47
- 食べ物
  - 食べた物 54, 55, 57, 59
  - かけら 20
  - 半分消化された 61
- チガー 28
- 窒息 54-55, 56-57
- 緻密骨 15
- テトラサイクリン 64
- トイレ 12-13, 52
- 洞房結節（ペースメーカー） 47

な行
- 内分泌系 71
- ナノカム 6-7
- 涙 53
- 苦味 58, 59
- におい 11, 59
- ニキビ 16-17, 18-19
  - ニキビをつぶす 17
- 日光皮膚炎 38
- 乳頭 58, 59
- 尿 12, 13
- 尿路系 71
- 眠る 62-63
- 粘液 9, 10, 11, 51, 53, 57
- 脳 45, 71
- のど 55
- ノミ 29
- 乗り物酔い（車酔いや船酔い） 61

は行
- 歯 20, 21
  - 歯みがき 20-21
- 肺 45, 49, 51
- ばい菌 23
- 羽ダニ 42, 43
- 吐き気 61
- ハチの一刺し 34-35, 36-37
- 白血球 11, 14, 17, 18, 23, 25
- 鼻 8-9, 10-11
- 歯ブラシ 21
- 反射 30-31, 32-33
  - 反射行動 9, 32, 33, 60
  - 生まれつきの反射 33
  - 離脱反射 30, 32, 33
- 鼻腔 9, 10, 11
- 皮脂 19
- 皮脂腺 19
- ヒスタミン 37, 50, 51
- ヒゼンダニ 28
- ビタミンD 39
- 皮膚 39, 53
  - 傷ついた皮膚 23
  - 死んだ皮膚の細胞 17, 19
  - 健康な皮膚 19
  - 皮膚の色 39
  - 皮膚のフケ 53
- 肥満細胞 37
- 百日咳 40
- 日焼け 38-39
- ヒューヒュー言う（喘鳴） 49, 50
- 病原体 40-41, 64
- 風疹（三日ばしか） 40
- 副腎 45, 46, 50
- フレーバー 59
- フロス 21
- 平滑筋 51
- 膀胱 12, 13
- 骨 14-15, 67

ま行
- マクロファージ 11, 23
- まずっ！ 58-59
- まつ毛ダニ 29
- 耳 43
  - 虫の侵入 42-43
  - 耳垢 43
- 味蕾 58-59
- 虫歯 20, 21
- 目 45, 63, 67
- メラニン 19, 38, 39
- 免疫系 10, 52
- 毛のう 18, 19, 34

や行・ら行・わ行
- 夢見る眠り 62, 63
- ライノウイルス 9, 11
- ワクチン接種 64, 65

クレジット

リチャード・ウォーカーは本書作成に貢献したすべての人に感謝したい。とくにアンドレア・ミルズ、ジョアンヌ・リトル、サマンサ・リキアディ、ジュリー・フェリス、そしてDKチームの他のメンバーたち。情熱と勤勉さをもってがんばってくれた。NIKIDにはその創造性に、そしてコンサルタントのドクター・スー・デビッドソンには徹底的に絵と文章を監修してもらった。

DK社はNIKIDデザイン会社（www.nikid.co.uk）に感謝したい。
絵のデザイナー責任者 リー・アラン
3Dデザイナー責任者 ジェイソン・ハーディング

DK社はまた、以下の諸氏にも写真の転用を許可していただいたことに感謝したい。
デニス・クンケル・マイクロスコピー会社（28p上、64p中央）、サイエンス・フォト・ライブラリー（15p左下、15p右下、65p右下）、ドクター・ジェレミー・バージェス（37p下）、CNRI（67p上から2番目）、A.B.ダウセット（40p右下）、アイ・オブ・サイエンス（28p左下、29p右下、40p中央、41p左）、P.ファーガソン情報系管理会社（64p下）、フィリップA.ハリントン、ピーター・アーノルド会社（64p右上）、ナンシー・ケダーシャ（67p下）、ドクター・カリ・ルーナタマー（65p左）、ローマ、"ラ・サピエンザ"大学解剖学分野、P.モッタ教授（67p下から2番目）、ローマ、"ラ・サピエンザ"大学、P.モッタ教授とF.カーピノ（52p左下）、P.モッタ教授とT.ナグロ（11p左下）、P.M.モッタ教授とF.M.マリオッカ（41p上）、ススム・ニシナガ（14p中央、50p上、53p右下）、オミクロン（67p右上）、アルフレッド・パシェカ（40p右下、47p左下）、フォト・インソリテ・レアリテ（29p上）、ジャン＝クロード・レヴィ情報系管理会社（33p左下）、スティーブ・シュマイスナー（14p下、19p左下、25p左下、52p右、53p上、67p右中央、68p下、68p右下、69p左下、69p右下）、デーブ・ロバーツ（15p左上）、ドクター・リンダ・スタナード（65p上）、アンドリュー・シレッド（14p右上、28p右、29p左、41p右上、53p左）。

その他すべての図 © DK社
その他の情報については以下参照:
www.dkimages.com